AF306139

DE L'OBSTRUCTION

DES

VOIES LACRYMALES

PAR

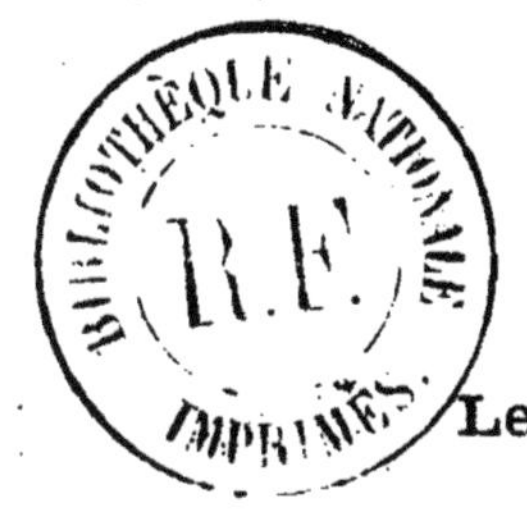

Le Dr G. NAUDIER

Ex-prosecteur lauréat à l'Ecole de médecine de Besançon,
Interne des hôpitaux de Paris,
Médaille de bronze des hôpitaux,
Membre correspondant de la Société anatomique

PARIS

ADRIEN DELAHAYE, LIBRAIRE-ÉDITEUR

PLACE DE L'ÉCOLE-DE-MÉDECINE

—

1872

DE L'OBSTRUCTION

DES

VOIES LACRYMALES

En parlant de la tumeur lacrymale, Malgaigne s'exprime ainsi : « Cette question est une de celles qui ont été le plus souvent rebattues. Traitée nombre de fois par les maîtres et par les élèves, et dans les traités de pathologie et dans ceux de médecine opératoire, il semble au premier abord qu'elle n'offre à de nouvelles recherches qu'un champ où il ne reste rien à glaner (1) ».

Depuis cette époque, le traitement de la tumeur lacrymale a fait tant de progrès, surtout dans ces dernières années, que je crois qu'on pourrait aujourd'hui poser une deuxième fois la question du traitement des affection des voies lacrymales.

Du reste, elle vient d'être agitée à la Société de chirurgie, dans la séance du 5 juin 1872, à propos d'un mémoire de M. Monoyer sur ce même sujet.

Avant de commencer l'étude de l'obstruction des voies lacrymales, je dirai quelques mots d'anatomie et de physiologie qui feront la première partie de ce travail.

(1) Thèse pour l'agrégation en chirurgie, 1835.

ANATOMIE.

L'appareil lacrymal se compose de deux parties essentielles :

1° D'un organe de sécrétion, la *glande lacrymale*, dont les canaux excréteurs déposent les larmes sur la conjonctive ;

2° D'*organes conducteurs* qui recueillent le fluide lacrymal sur cette membrane pour le transmettre dans les fosses nasales et qui comprennent :

Les points lacrymaux,

Les conduits lacrymaux,

Le sac lacrymal,

Le canal nasal.

Je ne dirai rien de la glande lacrymale, la deuxième partie nous occupera seule, c'est-à-dire les voies d'excrétion des larmes.

Les mouvements de clignement étendent les larmes d'une manière uniforme sur la conjonctive, qui est ainsi maintenue dans un état constant de lubréfaction; l'évaporation en enlève une partie, le reste passe dans les voies lacrymales.

Le muscle orbiculaire des paupières joue un rôle important dans cette fonction : Henke en a donné une description minutieuse que nous rapportons ici en grande partie.

Le muscle orbiculaire s'insère :

1° A l'os frontal et au maxillaire supérieur ;

2° Aux parties molles du sac lacrymal et surtout au ligament palpébral interne (tendon direct de l'orbicuculaire, Sappey, Cruveilhier (aponévose d'insertion de la commissure interne Richet).

2° A l'os unguis, derrière le sac, c'est-à-dire dans l'intérieur même de l'orbite.

De là, ces fibres vont en divergeant décrire des arcs de cercle concentrique autour de l'œil, de telle sorte qu'on peut considérer à ce muscle une portion orbitaire et une portion palpébrale; nous nous occuperons de cette dernière seulement.

Henke distingue dans la portion palpébrale deux muscles :

Un muscle lacrymal antérieur,
Un muscle lacrymal postérieur.

Muscle lacrymal postérieur ou de Horner. La plupart des fibres qui naissent en arrière du sac, se portent sur les parties solides des paupières, c'est-à-dire sur les tarses. Elles forment le muscle lacrymal postérieur, mieux connu sous le nom de muscle de Horner; pour le voir, il faut renverser les paupières de dehors en dedans afin de découvrir le muscle par sa face postérieure. Il naît sous la forme d'un faisceau lisse et résistant, large de 8 millimètres, de la crête lacrymale postérieure, et, en arrière de celle-ci, de la paroi interne de l'orbite; puis il se porte, en longeant la paroi latérale du sac lacrymal, vers l'angle interne de la fente palpébrale où il se bifurque en deux portions qui se rendent aux paupières : quelques fibres vont se jeter dans la caroncule. Il recouvre donc la paroi externe du sac, la moins protégée, et dans laquelle aboutissent les conduits, après l'avoir traversé; il gagne l'extrémité interne des tarses, et c'est presque exclusivement sur ces fibro-cartilages que se répandent ses fibres. Les unes continuent leur trajet en cotoyant le bord libre des tarses, les autres se portent en arrière des follicules ciliaires et s'épuisent peu à peu sur le bord du tarse correspondant ; d'autres enfin passent au-devant des follicules ciliaires (muscle ciliaire de Riolan) ; quelques-unes se continuent à l'angle externe avec des fibres appartenant à la paupière opposée, comme il arrive du reste pour le muscle lacrymal antérieur.

Muscle lacrymal antérieur. — Les fibres qui naissent du ligament palpébral interne, ou tendon direct de l'orbiculaire, naissent aussi indirectement de la paroi antérieure du sac, puisque ce ligament lui envoie de nombreuses expansions au-dessus et au-dessous de lui ; de là, ces fibres vont en divergeant : elles contournent les cartilages tarses en longeant le muscle lacrymal postérieur et se portent à la peau de la portion molle des paupières.

Ce dernier muscle a pour fonction de fermer les paupières, en refoulant devant lui les cartilages tarses l'un contre l'autre ; la portion orbitaire du muscle orbiculaire y contribue puissamment dans les mouvements énergiques d'occlusion de l'œil. Quant au muscle de Horner, il a pour fonction de maintenir appliqué le bord libre des paupières contre le globe de l'œil (que celui-ci soit ouvert ou fermé). Le rôle de ces fibres est, comme on le voit, plus important à la paupière inférieure, qui aurait toujours sans ce point d'appui de la tendance à l'éversion.

M. Sappey décrit l'orbiculaire et interprète ses mou-

vements de la même manière. Le tendon de l'orbiculaire en se dédoublant enveloppe le sac et lui consti-
tue ainsi, par son épanouissement, une tunique externe
fibreuse. Il entoure aussi les conduits lacrymaux d'une
gaîne complète et va s'insérer ensuite aux cartilages
tarses.

Cette gaîne fibreuse donne attache :

1° Par sa partie antérieure, aux fibres intra-palpé-
brales de l'orbiculaire.

2° Par sa partie postérieure, aux ligaments larges et
au muscle de Horner.

La tunique fibreuse de la portion commune aux conduits lacrymaux est formée par le tendon de l'orbiculaire en avant et par sa portion réfléchie en arrière. Il
résulte de cette disposition que le muscle orbiculaire,
en se contractant, tend à redresser et à dilater les conduits lacrymaux dans toute l'étendue de leur trajet.
Le muscle de Horner, situé à la partie postérieure de
ces conduits, attire en arrière, d'une part les conduits
lacrymaux, de l'autre l'extrémité interne des cartilages
tarses ; d'où il suit qu'il favorise l'absorption des larmes en même temps qu'il contribue à maintenir la
courbure transversale du bord libre des paupières (1).»

Conduits lacrymaux. — Ils conduisent les larmes
dans le sac lacrymal : leur longueur prise depuis le
point jusqu'au sac est de 7 à 9 millimètres, leur diamètre est de 1 millimètre (Sappey). Le conduit supérieur est un peu plus long et plus oblique que l'inférieur surtout quand la paupière est élevée ; cette di-

(1) Sappey, Anatomie descriptive, t. III, p. 700.

rection est bonne à se rappeler pour le cathétérisme des voies lacrymales par les points, quoique cela ait moins d'importance aujourd'hui, qu'autrefois depuis qu'on fait l'incision des conduits. En effet, le conduit supérieur se rapprochant de la direction du canal nasal, le cathétérisme sera plus direct et la paupière moins tiraillée lorsqu'on y fera passer la sonde.

Sac lacrymal. — Le sac lacrymal a la forme d'un cylindre un peu aplati de dehors en dedans et d'avant en arrière. Les anatomistes lui ont trouvé les dimensions suivantes :

SAPPEY.

Longueur, 11 à 13 millimètres.
Largeur,   3 à 5   —

ARLT (1).

Longueur, 10 millimètres.
Profondeur d'arrière en avant, 4 millimètres.
Largeur,   4   —

RICHET.

Longueur, 11 à 14 millimètres.
Largeur,   7   —   en moyenne.

WEBER (2).

Longueur, 12 à 15 millimètres.
Profondeur d'arrière en avant, 6 millimètres.
Largeur,   4   —

Ces mensurations diffèrent peu sauf celle de M. Richet, qui donne au sac lacrymal une largeur de 7 millimètres en moyenne, laquelle, dit-il, *va souvent jusqu'à 9 ou 10 millimètres.* La distension du sac par l'in-

(1) Archiv für ophthalm., t. I, p. 135.
(2) Klinische monatsblætter, 1863.

jection solidifiable poussée avec trop de force, est
sans doute la cause de cette grande largeur qu'à trouvée M. Richet; il faut aussi prendre garde que sur le
cadavre « la muqueuse s'affaisse faute d'afflux sanguin,
de manière à rendre le sac et le canal plus spacieux
que pendant la vie. » (Wecker.)

Voici ce qu'en dit Henke : « Le sac est généralement
très-étroit, de telle sorte que ses parois interne et
externe sont, dans presque toute leur étendue, appli-
quées l'une contre l'autre, et ne sont séparées que par
une petite quantité de liquide. En effet, que l'on regarde
tranquillement devant soi (sans doute dans un miroir)
en fermant les narines et la bouche, ou même que
l'on fasse un mouvement énergique d'inspiration, la
région de l'angle interne de l'œil se déprime à peine.
Le sac est donc lisse et aplati. »

Canal nasal. — Le canal nasal qui fait suite au sac
a une direction un peu oblique en bas et en dehors et
décrit une légère courbure à convexité antérieure. Il
présente les dimensions suivantes :

La longueur mesurée sur le squelette est de 7 à 11
millimètres (Richet, Vésigné); en ajoutant 2 ou 4 millimètres pour la prolongation de la muqueuse, on a
10 à 15 millimètres, qui représentent la longueur du
canal à l'état frais, y compris les parties molles. Sappey, a trouvé 12 à 15 millimètres ; or, celle du sac étant
de 11 à 13 millimètres, on voit que la longueur totale
du conduit lacrymo-nasal est de 25 à 28 millimètres,
et que les deux parties qui le constituent en représentent chacune à peu près la moitié.

Sa largeur est très-variable, comme on peut le voir
par les mesures suivantes prises sur le squelette :

2 à 5 millimètres, Richet.
2   7   —   Bourjot Saint-Hilaire.
3   6   —   Vésigné.
3   4   —   Weber.

Le diamètre antéro-postérieur l'emporte de 1 millimètre sur le transversal, de sorte que le canal n'est
pas-cylindrique mais ovalaire. M. Sappey fait remarquer qu'il a un diamètre un peu inférieur à celui sur
sac, surtout dans sa partie supérieure, où il a 2 millimètres et demi à 3 millimètres de diamètre ; dans le
reste de son étendue, son calibre augmente d'un millimètre seulement. Il y a donc, à l'union du sac et du
canal, un rétrécissement physiologique; M. de Wecker,
s'en rapportant aux chiffres de Arlt et Weber, ne
donne à ce point du canal que 1 millimètre et demi à
2 millimètres de diamètre. L'extrémité inférieure du
canal nasal s'ouvre à 27 millimètres en arrière de l'extrémité postérieure des narines.

Les anatomistes ont toujours décrit dans le canal
lacrymo-nasal des valvules de forme, de siége et de
dimensions très-variables. Huscke en décrit une au-
dessous des conduits lacrymaux, qui aurait pour effet
de fermer leur ouverture. Stilling, dans son Mémoire
sur l'incision interne des coarctations des voies lacrymales, signale particulièrement cette disposition anatomique : il signale aussi le repli valvulaire de l'entrée du canal nasal; ces replis ont pour lui (et c'est
pourquoi je l'ai cité) une grande importance au point
de vue de la pathogénie des rétrécissements, comme
nous le verrons plus loin. Béraud, qui a bien étudié
cette question, décrit aussi la valvule de Huscke, qu'il
nomme valvule supérieure du sac, par opposition à

celle qui est à l'entrée du canal nasal et qu'il nomme valvule inférieure. Taillefert en décrit une à la partie moyenne du canal, et Cruveilhier une dernière plus constante que les précédentes à l'embouchure du canal dans le méat inférieur. Or, les dernières recherches de M. Sappey sont tout à fait contraires à cette manière de voir ; il y a bien dans le canal nasal des replis de la muqueuse, mais qui n'ont rien de commun avec la disposition anatomique et le rôle des valvules. « L'embouchure des conduits lacrymaux dans le sac en est dépourvue, » et plus loin :

« Je crois pouvoir affirmer que le conduit lacrymo-nasal ne présente sur aucun point de son étendue de valvules proprement dites. On y remarque seulement des replis dont l'existence, la forme, l'étendue et le siége n'ont rien de constant. »

Ces remarques s'appliquent surtout aux valvules qui ont été décrites dans l'intérieur du canal. Le repli qu'on trouve dans le méat inférieur à l'embouchure du canal nasal, a été vu et décrit par tous les anatomistes ; on le trouve presque toujours, mais plus ou moins développé ; du reste, M. Sappey ne manque pas d'en donner une description détaillée ; il le compare à celui que présentent les uretères à leur entrée dans la vessie. C'est lui qui rend très-difficile et souvent impossible, sans déchirement de la muqueuse, le cathétérisme du canal nasal par la méthode de Laforest ; et c'est sur son existence que repose la théorie de l'entrée des larmes dans les conduits lacrymaux, énoncée d'abord par P.-H. Bérard, et que M. Richet a ensuite cherché à démontrer.

Béraud décrit deux espèces de glandes dans le sac

lacrymal : les unes sont des follicules destinés à la sécrétion du mucus, les autres sont des glandes acineuses qui sécrètent un liquide spécial analogue à celui des glandes de Meibomius. Ordoñez n'a trouvé dans le sac qu'une seule espèce de glandes, les glandes mucipares, qui ont une structure semblable à celles de la pituitaire (on sait que les glandes de la pituitaire sont de petites glandes en grappe). M. Sappey, au contraire, n'a trouvé dans le sac aucune glande en grappe; il n'en a découvert que dans le canal nasal, et plutôt dans sa moitié inférieure. La muqueuse du conduit lacrymo-nasal est recouverte d'un épithélium vibratile.

PHYSIOLOGIE.

Beaucoup de théories ont été émises sur le mécanisme de l'excrétion des larmes, c'est-à-dire sur la force qui les fait passer du sac lacrymal dans les narines; car, entre la glande et les canaux lacrymaux, il y a une surface libre où les larmes n'obéiraient qu'à la pesanteur et par conséquent tomberaient sur la joue, si le muscle orbiculaire ne les dirigeait pas. Je ne veux pas passer en revue ces diverses théories : on ne parle aujourd'hui que pour mémoire du siphon de J.-L. Petit, et de l'aspiration capillaire de Molinelli et de Janin. La théorie de Hunauld, et de Sédillot, quoique insuffisante, a cependant quelque chose de vrai; on sait qu'elle repose sur la raréfaction que la respiration produit dans l'air que contiennent les fosses nasales, d'où tendance au vide dans le sac lacrymal. Cette tendance au vide ne peut pas avoir lieu, dit M. Richet, parce que son premier effet serait d'appli-

quer l'une contre l'autre les deux lèvres du repli muqueux, qu'on trouve ordinairement à l'extrémité inférieure du canal nasal, et par conséquent de rendre
impossible cet appel aux larmes. Cela serait vrai si cette
valvulve s'ouvrait de bas en haut, c'est-à-dire du nez
vers le canal, mais elle s'ouvre de haut en bas, du canal
vers la narine, si bien que tout effort, toute tentative
qui auraient pour but de faire pénétrer de l'air dans
le sac lacrymal par le canal, sont impuissants tant que
cette valvulve n'est pas déchirée. « Ces valvules sont
disposées de manière à faciliter le cours des larmes
dans les fosses nasales, en même temps qu'à empêcher
tout reflux, soit de liquide, soit d'air, de ces cavités
dans les voies lacrymales supérieures. » (Richet, *Anatomie chirurgicale.*)

Cette théorie n'est donc pas réfutée par l'argument
de M. Richet, et je trouve dans la pathologie des voies
lacrymales une preuve de ce que j'ai dit plus haut, à
savoir que la raréfaction de l'air dans les fosses nasales
pendant l'inspiration peut avoir de l'influence sur le
transport des larmes. En effet, à propos du traitement
de la tumeur lacrymale, Warlomont, dans le Nouveau
Dictionnaire encyclopédique, donne au malade le conseil suivant :

« Il reniflera souvent, et, fermant de temps en temps
la bouche et les narines, il exécutera de fortes inspi-
rations, afin d'aspirer l'air qui se trouve dans la narine et le canal nasal qui vient s'y ouvrir, et par conséquent d'attirer au dehors ce qu'ils contiennent. »

Mackenzie fait la même recommandation ; et cela est
si vrai, que M. Sichel m'a dit avoir vu un de ses ma-

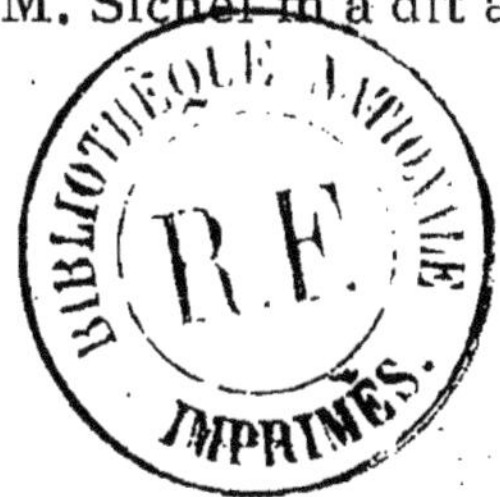

lades qui vidait sa tumeur lacrymale de la manière suivante :

Fermant la narine du côté sain avec le doigt, il reniflait fortement par la narine correspondant à la tumeur, et on voyait aussitôt celle-ci s'affaisser, parce que le liquide contenu dans le sac passait brusquement dans le nez.

Mais s'il faut tenir compte de cette cause de progression, il faut bien reconnaître qu'elle est insuffisante, et chercher ailleurs la vraie cause de l'écoulement des larmes. Cette cause, nous la trouvons dans les mouvements de dilatation et de resserrement du sac sous l'influence des contractions de l'orbiculaire.

Les larmes sont versées dans le cul-de-sac supérieur de la conjonctive par les canaux excréteurs de la glande lacrymale : l'orbiculaire, en se contractant, les étend uniformément sur la surface de la conjonctive et les amène dans le sac lacrymal. Les divisions établies par Henke, dans la description de l'orbiculaire, trouvent ici leur application physiologique. Le muscle lacrymal antérieur, en rapprochant les deux paupières dans tous les sens, et le lacrymal postérieur, en maintenant les tarses appliqués sur le globe oculaire, compriment les larmes qui vont se déverser dans le sac lacrymal : en effet, celui-ci représente une excavation formée par les parties molles que sous-tend le muscle lacrymal antérieur. Là, les larmes sont en rapport direct avec les points lacrymaux. Nous savons que le muscle lacrymal antérieur s'insère non-seulement au ligament palpébral interne, mais aussi à une grande partie de la paroi antérieure du sac. Il aura donc inévitablement pour effet d'attirer cette paroi en de-

hors et en avant, et par conséquent de dilater le
sac ; on peut même, quand l'œil se ferme brusquement et d'une manière complète, observer dans le
ligament palpébral interne un mouvement d'arrière
en avant, qui se communique à la paroi antérieure du
sac. Les points lacrymaux plongent à ce moment dans
le lac, et les larmes affluent dans le sac par les cana-
licules, pour combler le vide qui tend à s'y faire. Quant
à l'air qui passe dans les narines, ou aux liquides qui
pourraient se trouver dans le canal nasal, ils ne peuvent pas remonter dans le sac, puisque la disposition
des replis de la muqueuse s'oppose à tout mouvement
ascensionnel dans ce sens.

Voyons, maintenant, comment se fait le second
temps de cette marche des larmes : il faut que le sac
revienne sur lui-même et reprenne ses dimensions
premières, afin de permettre une nouvelle dilatation ;
comme il entre dans sa structure un assez grand
nombre de fibres élastiques, celles-ci pourraient bien
suffire à cet usage, mais l'appareil est plus complet.
Il y a pour cela un muscle qu'on pourrait appeler
muscle de l'expression du sac. C'est la partie interne
du muscle lacrymal postérieur ou muscle de Horner.
En effet, ce muscle, qui vient de la crête lacrymale
postérieure, se trouve, au moment où il se bifurque,
en rapport avec l'extrémité extrême du ligament palpébral interne : or, comme celui-ci se trouve attiré en
avant pendant le clignement, le muscle lacrymal postérieur, pour suivre ce mouvement, décrit un coude
avant de se jeter sur les tarses. Dès que les paupières
s'écartent, son coude s'efface, il revient à sa position
primitive, et ramène l'extrémité du ligament palpébral

vers la crête lacrymale postérieure ; la paroi antérieure du sac se trouve ainsi rapprochée de la postérieure, et les larmes, comprimées, passent dans le canal nasal. Elles ne peuvent pas passer dans les conduits lacrymaux et revenir dans le sac lacrymal, parce que le même muscle s'insère à la gaîne fibreuse des conduits qu'il comprime, et s'oppose à toute espèce de reflux.

Cette explication du mécanisme de l'excrétion des larmes est admise et soutenue par beaucoup d'anatomistes : par Bourjot Saint-Hilaire, qui décrit même deux muscles dilatateurs du sac ; par M. Richet, qui a particulièrement étudié cette question ; Hyrtl, Roser, Henke, à qui nous empruntons la description et la physiologie du muscle lacrymal postérieur. Cependant d'autres auteurs interprètent d'une façon tout opposée les mouvements orbiculaires (Arlt, Moll, Weber, de Graefe) ; pour eux, c'est pendant l'occlusion de l'orbiculaire, que le sac est comprimé et que les larmes en sont expulsées. Le muscle orbiculaire, dit de Graefe, est le régulateur du passage des larmes dans le sac et dans le canal nasal. Quand les paupières se ferment, le sac est comprimé ; cette compression se manifeste dans une foule d'observations de fistules lacrymales. Lorsque les paupières s'ouvrent, le sac se dilate activement et passivement, puisqu'il vient d'être comprimé ; il y a tendance au vide et les larmes affluent (1).

On a cru trouver la démonstration expérimentale de ces théories si opposées, dans l'observation des mouvements qui se passent dans une gouttelette sus-

____

(1) Archiv. d'ophthalmologie, t. I p. 147.

pendue à l'orifice d'une fistule lacrymale, au moment où les paupières se ferment. Les uns ont vu rentrer la gouttelette, d'autres l'ont vue sortir : ce désaccord n'a rien d'étonnant, si on pense aux nombreuses modifications et lésions qui peuvent accompagner la fistule lacrymale, et par suite fausser le mécanisme de l'appareil.

On a souvent comparé l'appareil lacrymal à l'appareil urinaire ; au premier abord, l'idée de comparaison paraît singulière, en se plaçant simplement au point de vue anatomique : mais elle se présente assez naturellement à l'esprit, si on se reporte à la pathologie, puisque l'un des premiers symptômes des affections des voies lacrymales est l'obstacle au cours des larmes, de même que dans les maladies des voies urinaires on observe souvent un obstacle au cours de l'urine. Voyons jusqu'à quel point cette comparaison est possible : on comprend facilement que les reins correspondent aux glandes lacrymales et le canal de l'urèthre au canal nasal. La vessie peut être représentée par le sac lacrymal : Janin décrit même un sphincter à l'endroit où le sac se continue avec le canal nasal, quelquefois au milieu du canal ou à son embouchure dans la narine, et il admet que ce sphincter peut, en se resserrant, donner lieu à un rétrécissement. Mais où trouverons-nous l'analogue des uretères? Ici se présente une énorme différence : l'appareil urinaire forme un tout complétement fermé, les uretères relient intimement la vessie aux reins, l'organe de la sécrétion et les voies d'excrétion se continuent sans interruption et sont solidaires ; rien de plus fréquent que de voir les affections de l'une de

ces parties s'étendre à l'autre, soit directement par ex-
tension de la maladie, soit indirectement par obstacle
à l'expulsion de la sécrétion urinaire. Dans l'appareil
lacrymal, au contraire, il y a sinon interruption, du
moins indépendance complète entre la glande et les
voies d'excrétion ; les conduits lacrymaux et la surface conjonctivale devraient correspondre aux uretères ; mais l'analogie n'est plus possible quoi qu'on
fasse, et la glande lacrymale ne souffre aucunement
des maladies du sac et du canal nasal. Si ceux-ci deviennent malades, s'il y a obstacle au cours des
larmes, la conjonctive peut bien en souffrir (c'est même
une complication fréquente), mais la lésion ne remonte pas plus haut. Les larmes ne pouvant plus
passer par leurs voies naturelles, coulent sur la joue
(larmoiement). Il ne peut pas y avoir de véritable rétention des larmes, comme il y a une rétention d'u-
rine ; une fois que le sac est rempli de larmes il n'en
admet plus : s'il se distend c'est par accumulation des
produits que sécrète la muqueuse enflammée.

Donc, ce qu'il y a de commun entre ces deux appa-
reils, c'est l'obstacle au cours de l'urine et des larmes,
c'est-à-dire le rétrécissement : derrière lui se trouvent
des lésions analogues, l'inflammation, la tumeur et
la fistule. Nous verrons que les moyens employés pour
combattre le rétrécissement des voies lacrymales, sont
les mêmes que ceux qu'on met en œuvre contre les
rétrécissements de l'urèthre et qui se rattachent aux
trois grandes méthodes de : la dilatation, cautérisation
et incision. J'aurai l'occasion de revenir sur ce sujet
lorsque j'étudierai l'application de ces méthodes au
traitement de la tumeur lacrymale.

PATHOLOGIE.

Dans toute l'étendue des voies lacrymales on peut rencontrer un obstacle au cours des larmes. Mais les symptômes sont bien différents, suivant que cet obstacle siége dans les points et conduits lacrymaux ou dans le conduit lacrymo-nasal ; tandis que dans le premier cas on n'observe que du larmoiement et des lésions de la conjonctive, dans le second on voit s'ajouter à ces symptômes la tumeur et la fistule lacrymale ; nous aurons donc à étudier séparément les lésions des points et conduits lacrymaux et celles du conduit lacrymo-nasal.

Le larmoiement est un des premiers symptômes des affections de l'appareil lacrymal ; c'est la chute des larmes sur la joüe, et il se manifeste toutes les fois qu'il y a un dérangement dans le cours des larmes.

Il peut être dû à deux causes principales :

1° *A une hypersécrétion des larmes.* Celle-ci peut être physiologique (les pleurs) ou le résultat d'une action réflexe exercée par les nerfs de sensibilité qui se répandent dans l'œil et les paupières, sur ceux qui président à la sécrétion lacrymale. « Existe-il en dehors de cette action réflexe une abondance de larmes telle que les voies naturelles d'élimination deviennent insuffisantes, quoique leur perméabilité et leur position n'offrent aucune anomalie. » M. Wecker se prononce pour la négative, parce qu'on n'a aucun moyen de s'en assurer, et que les voies lacrymales, tout en étant très-libres, peuvent ne plus fonctionner aussi bien qu'à l'ordinaire. A l'état normal, la conjonctive laisse transsuder une humeur qui se mêle aux larmes ; c'est pour M. Fano la principale source de cet excès de sécrétion ; il ne rejette pas cependant l'idée d'une hypersécrétion de la glande lacrymale. P. Bernard, en 1843, fit pour un de ces cas l'extirpation de la glande ; cette opération a été faite depuis par plusieurs chirurgiens, et surtout par Z. Laurence qui en a décrit le procédé opératoire (1). C'est à cette forme de larmoiement qu'on devrait donner le nom d'épiphora (Mackenzie), tandis que le vrai larmoiement serait dû à un obstacle au cours des larmes. Ces dénominations n'ont pas été admises, et dans le langage ordinaire épiphora et larmoiement sont synonymes.

2° A un obstacle au cours des larmes ; c'est le vrai larmoiement. Ses causes sont nombreuses : en effet, il peut être dû à une affection des points lacrymaux, des conduits, du sac, ou du canal ; nous passerons en revue chacune de ces parties.

POINTS ET CONDUITS LACRYMAUX.

Ils peuvent être obstrués ou déviés, et chacune de ces conditions pathologiques peut produire le larmoiement.

1° Obstruction. — Les points lacrymaux sont quelquefois obstrués par une mince membrane qui les recouvre et qu'on détruit facilement : ce vice de confor-

(1) Ophthal. Review, octobre 1867.

mation congénital est rare ; ils sont plus souvent rétrécis.

L'obstruction accidentelle est bien plus fréquente et intéresse presque toujours une certaine étendue du conduit lacrymal : elle est complète et incomplète et reconnaît pour cause :

La déviation des points lacrymaux ;

Le gonflement inflammatoire de la muqueuse qui les tapisse (très-fréquent à la suite d'une blépharite ciliaire, de l'eczéma des paupières, de la dacryocystite) ;

Une ulcération, une brûlure, une pustule variolique.

Une lésion traumatique ;

La présence d'un corps étranger ;

Traitement. Il dépend de l'étendue de l'obstruction. Si le point lacrymal n'est recouvert que par une mince membrane, il est facile de la percer avec un instrument pointu quelconque ; Warthon Jones se servait d'une épingle. S'il est rétréci, l'épingle peut encore suffire, ou mieux de fins stylets de plus en plus gros, ou un poinçon en argent. On a imaginé pour dilater les points et conduits lacrymaux divers instruments qui rappellent ceux que l'on emploie pour l'urèthre : les dilatateurs de M. Desmarres, de M. Cusco, sont composés de deux valves très-fines entre lesquelles on pousse un mandrin. Les points lacrymaux sont extensibles et élastiques et se laissent dilater facilement, mais en revanche ils reviennent sur eux-mêmes dès qu'on retire les dilatateurs. C'est pourquoi si le rétrécissement se reproduit, il faut les inciser avec le couteau de Weber, comme je le dirai plus loin.

Mais il peut arriver qu'on ne voie plus le point lacrymal, et qu'on ne puisse pas le trouver avec l'épingle (ce fait est rare) ; on peut alors avoir recours au procédé de Jüngken, qui consiste à enlever avec des ciseaux le point et la portion du conduit qu'on suppose oblitérée, et à rechercher l'ouverture dans la plaie ; une fois qu'on l'a trouvée on y passe un fil métallique qu'on laisse en place quelques jours, jusqu'à cicatrisation de la plaie. Wecker donne le conseil d'introduire le couteau de Weber par cette ouverture, et d'inciser le reste des conduits.

Cette opération est inutile si on ne trouve pas l'ouverture après l'incision ; c'est pourquoi il vaudrait mieux avoir recours à un des procédés suivants : si le point inférieur seul est oblitéré et impossible à trouver, Wecker recommande d'inciser le point et le conduit supérieurs jusqu'à la caroncule, et de maintenir cette ouverture agrandie par les sondes ; on obtient ainsi une voie plus large pour l'élimination des larmes. Wreatfield, dans un cas semblable, rétablit la perméabilité du conduit inférieur en y pénétrant par le conduit supérieur ; voici cette observation prise dans le traité pratique des maladies de l'œil par Mackenzie.

Obs. 50. — *Oblitération du point lacrymal inférieur, son rétablissement par une nouvelle opération.* — Christiano Stevenson (1) âgé de de 13 ans, est affecté de *tinea tarsi* négligée, ayant déterminé la perte de presque tous les cils. Les bords palpébraux

(1) Streatfield, Ophth. hosp. rep., 1859-1860, vol. II, p 4.

sont arrondis, et la peau reluisante, se confond, sans limites précises, avec la muqueuse qui est très-rouge. Le point lacrymal inférieur est renversé en dehors, il faut le chercher dans la peau mince et tendue de la paupière, laquelle peau semble s'être portée, en dedans, audelà de ses limites naturelles. M. Streatfeild fendit le canal lacrymal inférieur à gauche, quoiqu'il eût beaucoup de peine à trouver le point lacrymal et à y introduire une mince sonde cannelée ; mais, à droite, il lui fut complétement impossible de trouver la moindre trace de point lacrymal inférieur. Le Dr Bader, n'ayant pas été plus heureux, se décida à fendre le point lacrymal supérieur dans l'espoir de diminuer l'épiphora. En injectant de l'eau avec la seringue d'Anel, par le point lacrymal supérieur, aucune portion n'en ressortait par le point inférieur. Désirant rétablir le cours des larmes par le point lacrymal inférieur, l'auteur pensa que l'anatomie indique que l'on peut, par le canal supérieur (ici le point lacrymal supérieur avait déjà été fendu), faire parvenir une sonde dans le canal inférieur. En conséquence, il choisit une des sondes de M. Dowman (n° 1), en recourba la portion la plus mince, qu'il introduisit dans le canal lacrymal supérieur, et poussa en dedans jusqu'à ce qu'il fut sûr qu'elle avait pénétré dans le sac lacrymal. Il éleva alors le manche de l'instrument jusqu'au niveau de la tempe, et essaya par ce mouvement d'élévation de faire pénétrer la pointe dans l'ouverture interne du canal inférieur ; ce à quoi il réussit sans beaucoup de difficulté. Il put sentir distinctement la pointe de l'instrument à travers la conjonctive, mais ne put d'abord la faire sortir par le point inférieur. Il pensa alors à inciser sur la pointe ; mais, en portant le manche de l'instrument plus fortement vers la racine du nez, et en agissant un peu avec le doigt sur la peau de la paupière inférieure, il vit saillir cette pointe au dehors au niveau du point lacrymal, et la pression du doigt fit complétement émerger l'instrument.

L'état de la malade s'améliora rapidement, et l'écoulement des larmes est parfait. Le 5 novembre, treize jours après l'opération, l'état des paupières s'était beaucoup amendé. L'auteur essaya d'introduire son instrument comme lors du jour de l'opération, afin de bien s'assurer quelle serait la meilleure manière de procéder à l'avenir dans des cas semblables. Mais il fut tout surpris de ne pouvoir réussir, ce qu'il attribua avec raison au clignement continuel que la malade ne pouvait empêcher. Lorsqu'il l'eut chloroformée comme la première fois, il réussit sans difficulté. Il a reconnu qu'en traversant le canal supérieur, il vaut mieux presser la convexité de la courbure en haut ; au contraire, pour franchir le canal inférieur, il est préférable de la presser en bas ; on évite ainsi probablement d'accrocher l'extrémité libre de l'instrument. Voici, du reste, comment il procéda : l'instrument introduit par le point lacrymal supérieur fut poussé en dedans jusqu'à ce qu'il vint heurter contre l'os ; il le retira alors un peu en dehors, puis la pointe fut dirigée en bas et en dehors, et enfin tout à fait en dehors.

L'auteur a exécuté aussi avec succès la manœuvre inverse, c'est-à-dire introduit son stylet par le point lacrymal inférieur pour le faire sortir par le supérieur.

Bowmann a imaginé de pénétrer dans les conduits oblitérés en passant par le sac lacrymal ; ce procédé est très-difficile et a l'inconvénient d'ouvrir le sac.

Si les deux conduits sont oblitérés complétement, il faut créer une route artificielle aux larmes. C'est ce que Pouteau a fait en pénétrant dans le sac à l'aide d'une lancette enfoncée à travers la conjonctive, entre la caroncule et la paupière ; mais son but était différent (1). Pour faire ce nouveau conduit lacrymal, il faut, avec un bistori, pénétrer dans le sac en arrière du ligament palpébral interne, faire une incision verticale de quelques millimètres et la maintenir ouverte pendant un temps suffisant avec des sondes.

On peut se servir d'une aiguille cannelée qu'on enfonce dans le sac, et qui sert à guider le bistouri (Bowmann). Ce procédé est connu sous le nom de pro-

---

(1) Pouteau. Mélanges de chirurgie, Lyon, 1740.

cédé d'Antoine Petit. M. Fano croit qu'il ne vaut rien parce que la plaie se ferme lorsqu'on a retiré la bougie et que d'ailleurs les larmes ont plus de tendance à couler sur la joue qu'à passer par cette fistule. Cependant une observation de Pagenstecker prouve que ce trajet fistuleux peut être définitif et suivi de succès. L'ouverture pratiquée à la paroi du sac fut maintenue béante par l'usage quotidien d'une sonde pendant plusieurs semaines et l'on arriva, de cette manière, à guérir le larmoiement (1).

J'ai trouvé dans les Annales d'oculistique un cas semblable, de M. Rava, professeur à l'université de Sassari (2).

M. Rava a observé, chez une femme de 18 ans, un cas très-curieux de larmoiement congénital causé par l'atrésie des conduits lacrymaux de l'œil gauche. La place des orifices et leurs canaux étaient à peine indiqués par un petit point obscur qui ne donnait accès à aucune espèce de canal; le larmoiement continuel avait produit une inflammation chronique du bord de la paupière inférieure, le canal et le sac lacrymal étaient perméables, mais entièrement vides. Comme les conduits devaient être oblitérés ou même faire absolument défaut, on ne pouvait espérer rétablir le cours des larmes par les moyens ordinaires (incision de Bowmann, etc.,). L'auteur se décida à plonger un bistouri dans le sac, au bord inférieur de la caroncule et pratiqua à cette paroi interne une ouverture verticale de 4 à 5^{mm}. La sonde de Bowmann no 6, fut introduite dans le canal nasal avec facilité. Le cathétérisme fut répété matin et soir pendant quelques semaines, puis M. Rava appliqua à demeure un petit clou de Scarpa que le malade, de retour dans son village, supporta six mois entiers sans inconvénient. Lorsque ce clou fut enlevé, les bords de l'ouverture étaient cicatrisés, le passage des larmes ne laissait rien à désirer. Depuis deux ans la guérison ne s'est point démentie.

(1) Klinische Beobachtungen, Hf, p. 71.
(2) Annales d'oculistique, t. CXIV, 1870. Wiesbaden, 1861.

Le traitement fut long chez cette malade, mais rationnel, la malade était certainement guérie longtemps avant l'extraction du clou, peut-être même ce dernier n'était-il pas nécessaire, puisque l'auteur dit que les voies inférieures étaient libres. Quelques jours suffisent à la cicatrisation de la fistule, qu'il faut empêcher de se fermer par un cathétérisme répété chaque jour ; une fois établie, la fistule reste ouverte aux larmes ; celles-ci l'entretiendraient même si elle avait de la tendance à se fermer. Pour plus de sécurité, on peut y passer une sonde de temps en temps.

Dernièrement, j'ai vu le Dr Abadie employer ce procédé pour une simple oblitération du conduit inférieur.

Mazurier, mécanicien, âgé de trente-deux ans, vint à la clinique le 12 juin 1872. Cet homme est vigoureux et d'une bonne constitution. Depuis deux ans il a du larmoiement de l'œil gauche, à la suite d'un coup violent qu'il reçut sur le sourcil, et qui détermina une ecchymose de la région orbito-palpébrale.

Il n'a jamais eu d'inflamation en aucun point des voies lacrymales. Le point inférieur du côté gauche est un peu moins ouvert et moins apparent que de l'autre côté (pas de sensation de sécheresse dans la narine correspondante) ; impossible d'y introduire le couteau de Weber. Le poinçon en argent y pénètre avec difficulté, et entraîne la paupière dans le sac parce que le conduit est oblitéré dans la partie interne ; cependant on peut déjà introduire à une petite distance le couteau de Weber et on incise une partie du conduit lacrymal, puis on réintroduit la pointe d'argent aussi loin qu'on peut, mais elle repousse toujours la paroi du sac contre la gouttière lacrymale et il faut renoncer à pénétrer de cette manière. Alors M. Abadie prend le couteau à cataracte de de Graefe, le glisse dans l'incision faite au conduit et pénètre dans le sac qu'il incise, dans une étendue suffisante pour faire passer facilement une sonde de Bowmann, celle-ci pénètre sans difficulté dans

le canal nasal qui est libre et qui peut même admettre le
no 6. Le larmoiement était donc dû à une oblitération du
conduit lacrymal inférieur et non comme on aurait peut-être
pu le croire avant de l'explorer, à une hypersécrétion de la
glande lacrymale. Les jours suivants on passe la sonde dans
cette ouverture, simplement pour la maintenir. Mais le malade au bout de 8 jours cesse de venir, et la fistule se ferme ;
il n'a pas voulu se soumettre à une déuxième opération.

Une autre malade que j'ai vue à la clinique du
Dr Sichel est en bonne voie de guérison ; elle avait
une oblitération complète des points lacrymaux et
une obstruction du canal nasal ; ce cas est d'autant
plus intéressant que cette malade a été traitée autrefois par Velpeau qui, pour la guérir d'un larmoiement,
lui fit l'oblitération des points lacrymaux, par la gal-
vanocaustique. On trouvera plus loin une observation
que je dois à l'obligeance de mon ami Brièrc, chef de
clinique de M. Sichel (Obs. IV, 2me série, Me Viez).

Ce procédé peut donc réussir, il est d'un application
simple et facile et c'est lui qu'il faut préférer quand
on ne peut pas rétablir les conduits.

Quelquefois les points et les conduits semblent
perméables ; mais si, pour trouver la cause du larmoiement, on fait une injection ou le cathétérisme,
on reconnait que l'obstruction occupe la partie interne
des conduits ou leur embouchure dans le sac ; si on a
peu de distance à franchir pour arriver dans ce dernier, on y entrera de force avec le poinçon d'argent,
ou bien à l'aide d'une fine lancette cachée dans une
canule et qu'au moyen d'un ressort on peut faire sortir ou rentrer à volonté (cet instrument est de Bowmann). Il faut prendre garde d'aller trop loin ou de
pousser trop fort, de peur de léser la paroi interne du

sac, aussi faut-il avoir la précaution de tirer fortement les paupières en dehors avec le doigt appuyé sur
le bord externe de l'orbite, afin de tendre les conduits
lacrymaux et d'éloigner de la gouttière lacrymale la
paroi externe du sac ; ce conseil était déjà donné par
Anel. Le cathétérisme est nécessaire les jours suivants.

Tout ce que nous venons de dire se rapporte bien
plus au conduit lacrymal inférieur qu'au supérieur.
Le point inférieur, en effet, absorbe beaucoup plus
de larmes que le supérieur, et il est plus souvent obstrué et oblitéré à la suite des affections de la conjonctive et des paupières. Tandis qu'il pourrait suffire
seul à l'élimination des larmes, le point supérieur est
souvent insuffisant et laisse apparaître le larmoiement. C'est pourquoi M. Sichel recommande de le
respecter toujours lorsqu'il est sain : s'il faut en
agrandir un pour faire le cathétérisme du canal nasal,
dit-il, incisez le supérieur ; si l'inférieur est obstrué,
cherchez d'abord à le rétablir par la dilatation au lieu
de l'inciser.

Ces petits points ne sont pas un luxe inutile de la
nature, et la fistule en gouttière qu'on obtient par
l'incision de Bowmann ne vaut pas la fistule naturelle,
toujours béante par son anneau cartilagineux, qui se
trouve au sommet du tubercule lacrymal. Warlomont
donne le même conseil : inciser le conduit supérieur,
respecter l'inférieur, parce que « l'aspiration des larmes conserve son activité presque normale « (Nouv.
Dict. encyclopédique).

Ces organes sont quelquefois intéressés dans une
blessure de l'angle interne ; lorsque la plaie a été pro-

duite par un instrument propre et bien tranchant, on
peut espérer que la guérison s'effectuera sans déformation de la paupière et sans interruption permanente
des conduits lacrymaux (Mackenzie). Il faut donc af-
fronter exactement les lèvres de la plaie, et par précaution, introduire dans le canal divisé une soie de
cochon, ou mieux, un fin stylet de plomb ou d'argent,
qu'on laisse jusqu'à cicatrisation de la plaie. Quand
la plaie est compliquée de déchirures et de contusions,
l'inflammation et la suppuration peuvent déterminer
l'oblitération des conduits, aussi faut-il réserver son
pronostic, quoique ces cas aient été quelquefois suivis
de guérison, c'est-à dire exempts de larmoiement.
Pourquoi ? d'abord un seul conduit peut suffire au
passage des larmes, mais on a vu les deux conduits
oblitérés complétement, sans larmoicment. De Graëfe,
en faisant l'ablation d'une tumeur cancéreuse des
paupières, « enclava complétement les deux canaux
lacrymaux, la caroncule et le repli semi-lunaire, et
cependant il n'y eut point de larmoiement, comme on
aurait pu s'y attendre, d'après les données physiolo-
giques. On pria Rudolphi d'examiner la malade, mais
il ne fut pas plus heureux que de Graëfe pour découvrir de quelle façon les larmes étaient absorbées à la
suite de la destruction des parties que nous avons
mentionnées (1).

Ce fait n'est pas le seul ; il y a de nombreux cas
d'oblitération complète des voies lacrymales sans larmoiement, témoin les succès de la méthode de Nan-
noni, qui, soit dit en passant était employée bien avant

1) Mackenzie, t. I, p. 192, obs. 158.

lui, comme l'ont établi les recherches d'Anagnos-
takis, doyen de la Faculté de médecine d'Athènes.

En pareil cas, dit Makenzie, où la sécrétion lacrymale diminue et la conjonctive absorbe les larmes
plus abondamment que de coutume, ou l'air les enlève plus rapidement. D'autres auteurs prétendent
que les voies lacrymales ne sont jamais complétement oblitérées même après là cautérisation du sac
au fer rouge ; il reste toujours un passage suffisant
pour empêcher le larmoiement. Les observations de
Sperino viennent à l'appui de cette manière de voir.
Ces hypothèses imaginées pour expliquer un fait anti-
physiologique, n'ont pas une grande valeur. Estor de
Montpellier paraît en avoir trouvé la véritable raison (1). Ses recherches ont été faites sur des sujets qui
présentaient une oblitération absolue et bien consta-
tée des voies lacrymales et qui n'avaient pas de larmoiement. Il a remarqué que l'excitation de la muqueuse nasale voisine du conduit oblitéré, ne provoquait pas de larmoiement; tandis que de l'autre
côté la même excitation en provoquait non-seulement
dans l'œil correspondant, mais aussi dans l'autre par
sympathie. D'où il conclut que : « les larmes servent
à la lubréfaction non-seulement de la face antérieure
du globe de l'œil, mais aussi de la muqueuse du méat
inférieur. Privé de l'utile concours des larmes, celle-
ci se dessèche, s'atrophie et finit par perdre la propriété d'exciter l'action des glandes lacrymales. C'est
à cette dernière circonstance qu'est due la cessation de
l'épiphora. » Cependant la glande lacrymale n'a rien

1) Journal d'anatomie et de physiol. de Ch. Robin, t. III, p. 102. 1866.

perdu de son activité, elle sécrète comme à l'ordinaire, sous l'influence d'autres excitations parties de la conjonctive, ou d'émotions morales. Dans le cas qui nous occupe, sa sécrétion diminue parce qu'on supprime le point de départ d'une action réflexe habituelle.

Dans un cas de fistule du conduit lacrymal, Le Comte guérit la fistule cutanée en déterminant une fistule conjonctivale du même conduit (1).

Quant aux corps étrangers qui peuvent oblitérer les conduits lacrymaux : cils, cheveux, calculs (dacryolithes), ou bien polypes, champignons (de Graefe), je n'en dis rien ; l'indication du traitement s'impose au chirurgien.

Y a-t-il des rétrécissements spasmodiques des conduits lacrymaux par contracture musculaire, comme l'admet M. Galezowski ? Je n'en ai jamais vu, et n'en trouve la description que dans son traité des maladies des yeux.

2° *Déviation*. — Elle se rencontre dans la paralysie faciale quand l'orbiculaire est pris ; c'est une conséquence de la paralysie de l'orbiculaire. En effet, nous avons vu en parlant de ce muscle, qu'il a pour fonction, non-seulement de fermer l'œil, mais aussi de maintenir les cartilages tarses appliqués contre le globe oculaire, et de faire plonger les points lacrymaux dans le lac lacrymal (muscle de Horner). Aussi voyons-nous dans cette affection, l'œil plus largement ouvert, la paupière inférieure abaissée et légèrement renversée en dehors ; le point lacrymal inférieur par-

____

(1) Recueil de mémoires de médecine, de chir. et de phar. militaires.

ticipe à cette éversion et ne plonge plus suffisamment dans le lac lacrymal. En outre, les mouvements de clignement, dont nous avons indiqué l'influence sur le cours des larmes, ne se font plus, autre cause qui augmente le larmoiement.

L'éversion (déviation en dehors) du point lacrymal, accompagne presque toutes les variétés d'ectropion, à moins que celui-ci n'occupe la moitié externe des paupières, et, comme lui, elle peut être due à une cicatrice vicieuse, à un eczéma des paupières qui détermine la rétraction de la peau, à une tumeur orbitaire qui repousse la paupière en avant ; chez les vieillards, à un relâchement de la peau et à l'infiltration séreuse que présente souvent le tissu cellulaire de la paupière inférieure (ectropion sénile), à l'hypertrophie du tissu cellulaire qui entoure les points et conduits lacrymaux et qui donne à la paupière une épaisseur si grande, qu'au premier coup d'œil il semble qu'une tumeur fibreuse entoure le conduit (Desmarres), enfin, à une blépharite glandulo-ciliaire, qui, en augmentant l'épaisseur du bord libre de la paupière, éloigne le point lacrymal du globe oculaire.

L'inversion (déviation en dedans) est beaucoup plus rare, mais elle peut aussi être cause de larmoiement.

Le larmoiement, lui-même, peut contribuer à augmenter l'éversion de la paupière, en provoquant sur elle et sur les joues un erythème ou un eczéma, quelquefois même des excoriations qui amènent la rétraction de la peau. Le point dévié se rétrécit et finit quelquefois par se fermer. En outre, le séjour prolongé des larmes dans le lac lacrymal s'ajoutant à ces lésions, peut entraîner une inflammation de la conjonctive, qui, d'après Galezowski, diffère tellement des autres conjonctivites, qu'il en fait une description particulière, sous le nom de conjonctivite lacrymale. L'observation du nommé Chauvière, que je rapporte plus loin, en est un bel exemple. Il faut donc empêcher le larmoiement. Ici, encore, c'est le point inférieur qui est généralement dévié, le point supérieur échappe à la plupart des causes que nous avons énumérées.

Traitement. — Il a pour but de faire passer les larmes dans le conduit où elles ne peuvent plus arriver. Dans le cas de déviation par gonflement inflammatoire du bord libre des paupières, c'est aux remèdes propres à le faire diminuer qu'il faut d'abord s'adresser ; si c'est une tumeur facile à enlever, qui cause la déviation, il faut l'enlever. Dans les autres cas, il faut avoir recours à la méthode de Bowmann, c'est-à-dire transformer le conduit lacrymal en une gouttière qu'on étend plus ou moins vers la caroncule, suivant le degré de la déviation. Bowmann introduisait une fine sonde cannelée dans le conduit et le fendait jusqu'à la caroncule avec un bistouri glissé dans la rainure de la sonde. Giraud-Teulón fit réunir les deux instruments en un seul, composé d'un petit couteau qui glisse au moyen d'un ressort dans une gaine très-fine. Plus tard, on s'est servi de ciseaux ; aujourd'hui, on n'emploie plus guère que le couteau boutonné de Weber ; pour s'en servir, on l'introduit dans le conduit (en ayant soin de tirer un peu la paupière en dehors), à une profondeur qui dépend de l'incision qu'on veut faire, et on fend en relevant le manche de l'instrument, si c'est le conduit inférieur, en l'abaissant, au contraire, si c'est le supérieur. Le tranchant du couteau doit toujours être tourné vers le globe oculaire, afin que l'incision plonge dans le lac lacrymal. Si le point lacrymal ne permettait pas l'introduction du couteau, on le dilaterait avec un poinçon en argent qu'on pousserait dans le conduit, en le faisant tourner, et immédiatement on se servirait du couteau. Pour empêcher la réunion des lèvres de la plaie, on les désunit, les jours suivants, avec un stylet. Warlomont conseille, dans le même but, de mettre de temps en temps dans le coin de l'œil, une goutte de glycérine. Cette petite opération, qui permet aux larmes d'entrer dans le conduit lacrymal, est souvent suivie d'une amélioration très-rapide, comme on peut en juger par le cas suivant, que j'ai observé à l'Hôtel-Dieu, dans le service de mon excellent maître le docteur Cusco, dont je saurai mettre à profit l'art et l'habileté chirurgicales.

Chauvière, homme de peine, âgé de 40 ans, entre à l'hôpital au mois de février 1872 (pour une contusion de la jambe). On remarque à l'œil droit, à la partie inférieure de la cornée, une taie avec vaisseaux et des traces d'ancienne iritis (synéchie postérieure et déformation de la pupille) ; instillations d'atropine plusieurs fois par jour et sections périkératiques des vaisseaux qui vont à la cornée.

Le malade sort amélioré et prend du service sur les bateaux-mouches ; là, par suite du mauvais temps auquel il est toujours exposé, son œil redevint malade, et il rentre à l'hôpital avec les symptômes suivants : le globe oculaire présente, outre les altérations décrites plus haut, de la rougeur de la conjonctive du gonflement du bord libre de la paupière inférieure et un ectropion léger, mais suffisant pour dévier le point lacrymal qui est si bien obstrué qu'on a de la peine à le découvrir ; en même temps eczéma de la peau correspondant à la paupière malade, larmoiement. Comment se rendre compte de ces lésions ? Il est probable que, sous l'influence de l'air froid, du vent, du mauvais temps, cet œil déjà malade a été pris d'une augmentation de sécrétion des larmes, et d'une inflammation chronique de la conjonctive et de la paupière inférieure. Le point lacrymal inférieur a été fermé et dévié par cette blépharite (peut-être était-il déjà fermé auparavant); puis les larmes coulant sur la joue, ont déterminé un érythème de la peau, des excoriations, sa rétraction et un commencement d'ectropion, alors le globe oculaire déjà malade n'a plus été suffisamment recouvert par les paupières, et il y a eu recrudescence des lésions primitives de la cornée. En présence de ces symptômes, M. Cusco fait remarquer que la première indication est de rétablir le cours des larmes, puisque le larmoiement est la cause principale de l'ectropion. Il incise le conduit lacrymal inférieur dans une petite étendue avec le couteau de Weber ; le lendemain et les jours suivants on détruit avec un stylet la réunion commençante. Le larmoiement diminue, la conjonctivite disparaît de même que l'érythème et l'éversion de la paupière inférieure ; la peau recouvre sa souplesse. On ne fait pas d'autre traitement, pas de cathétérisme des conduits lacrymaux. Le larmoiement a complétement disparu quand le malade quitte l'hôpital, son œil ne conserve que l'ancienne taie de la cornée et les synéchies iriennes dont nous avons parlé.

A propos de cette observation, je ferai remarquer l'influence de l'obstacle au cours des larmes sur le globe oculaire ; c'est ce qui arrive le plus souvent, néanmoins, on voit aussi les inflammations de la conjonctive gagner les voies lacrymales.

Pour rendre permanente la fente du canal, Critchett excise d'un coup de ciseau la lèvre postérieure de la plaie (1), ce qui doit, en outre, faciliter l'entrée des larmes dans le conduit lacrymal ; car cette lèvre postérieure peut empêcher les larmes d'y pénétrer, si on n'a pas bien fait son incision de manière qu'elle

(1) Ophth. hosp. rep. 1857-59, v. I.

regarde le globe de l'œil. Ce petit défaut de l'opération n'est peut-être pas sans influence sur la persistance du larmoiement chez les sujets traités par la méthode de Bowmann.

Dans un cas d'incision du conduit lacrymal inférieur, de Graefe voyant le larmoiement persister malgré la perméabilité des voies lacrymales, crut en trouver la cause dans le développement anormal de la caroncule, celle-ci repoussait le conduit en avant, il l'excisa d'un coup de ciseau et le larmoiement disparut.

Au lieu de fendre le canal dans le cas d'éversion du point lacrymal, H. Walton préfère retrancher un morceau de la conjonctive d'une étendue suffisante pour que le point soit attiré en dedans (1).

En terminant ce chapitre, je ferai remarquer que les conjonctivites et blépharites sont plus souvent la conséquence que la cause de l'obstruction des voies lacrymales ; la blépharite ciliaire d'un seul côté est presque toujours provoquée et entretenue par un obstacle au cours des larmes (Desmarres), comme chez le malade qui fait le sujet de l'observation précédente. En outre, beaucoup de malades qui ont un obstacle au cours des larmes, n'ont pas un larmoiement continuel, il arrive souvent que leur œil ne pleure pas ; ainsi, par un temps sec qui produit une évaporation plus rapide des larmes, ou pendant le séjour à la maison. Mais ces mêmes malades pourront avoir du larmoiement dès qu'ils seront à l'air, par un temps froid ou par un vent un peu fort, à cause de l'irri-

____

(1) Brit. med. journal, 1857, vol. XIV.

tation de la conjonctive et de l'hypersécrétion lacrymale, produite par ces conditions atmosphériques.

CONDUIT LACRYMO-NASAL.

A l'étude des obstructions du conduit lacrymo-
nasal, se rattachent d'une manière intime la pathogénie et l'anatomie pathologique de la tumeur lacrymale ; cette question doit être étudiée avant d'aborder
le traitement. C'est le seul moyen de se guider au
milieu de cet immense arsenal thérapeutique et de
choisir pour la tumeur lacrymale le traitement qui lui
convient.

« Deux idées principales dominèrent tour à tour et
à diverses époques la thérapeutique de la tumeur
lacrymale, savoir :

1° Combattre l'inflammation du sac ;

2° Rétablir la liberté des voies lacrymales, et suivant que l'une ou l'autre de ces idées fût plus en
faveur, le traitement inclina davantage vers les
moyens médicamenteux, c'est-à-dire vers la médecine, ou vers les moyens mécaniques, c'est-à-dire vers
la chirurgie. » (Compend. de chirurgie, t. iii, p. 196.)
La marche et l'influence de ces deux idées sur la thérapeutique de la tumeur lacrymale, sont très-bien
exposées dans la thèse de Malgaigne (1835) et dans le
traité de M. Fano (1).

Aujourd'hui, les moyens mécaniques sont généralement employés par les chirurgiens qui s'occupent
spécialement des maladies des yeux. L'incision des

(1) Traité pratique des maladies des yeux, t, I, p. 254.

Naudier.   4 points et conduits lacrymaux, imaginée par Bowmann, a donné une nouvelle impulsion au cathétérisme des voies lacrymales, et a fait abandonner le traitement plus simple de l'inflammation. Ces deux méthodes ont cependant donné de bons résultats, elles se complètent l'une par l'autre, et chacune a ses indications. Ce sont ces indications que je vais essayer de déterminer par l'examen des propositions suivantes :

1° *La tumeur lacrymale peut-elle se produire sans rétrécissement du canal nasal ?* M. Giraud-Teulon le nie formellement. « Il n'y a pas de tumeur lacrymale sans obstacle au cours des larmes (1). » Cette opinion malgré la grande expérience de son auteur, paraîtra sans doute exagérée : c'est la règle, mais il y a des exceptions, et je crois que c'est de cette manière qu'il faut envisager les faits cités par des auteurs recommandables comme Heister, Scarpa, J. Cooper, Velpeau, Malgaigne, qui affirment avoir vu des tumeurs lacrymales sans rétrécissement du canal nasal. Les autopsies l'ont démontré, du reste, comme on peut s'en convaincre en lisant le mémoire de Béraud (2). C'est cette variété de tumeur lacrymale qui a été désignée par quelques auteurs sous le nom de *hernie du sac,* et que Mackenzie a décrite sous le nom de *relâchement du sac.* Comment se rendre compte de la formation de cette tumeur ? Janin l'attribuait à un sphincter placé à la partie inférieure du sac. Malgaigne dit que : « chez les scrofuleux il y a un engor-

(1) Société de chirurgie, 5 juin 1872.
(2) Riraud. Recherches sur la tumeur lacrymale. Arch. de méd., t. I, p. 309.

gement des tissus qui en fait comme une espèce
d'éponge, se gonflant par les temps humides, se raré-
fiant dans un air sec, et que nul remède ne peut com-
plètement détruire ; il est lié à la constitution. » Enfin,
quelquefois, n'en trouvant aucune cause, il l'attribue
à une perturbation de nutrition.

Pour les auteurs du compendium, c'est l'atonie des
parois du sac qui paraît être le phénomène principal
et la cause de cette variété de tumeur.

Quoiqu'il en soit, elle est fort rare et presque toujours d'origine inflammatoire ; seulement les symptômes inflammatoires ont disparu, le canal nasal (s'il
était rétréci par l'inflammation) a repris son calibre
et la tumeur lacrymale est restée, parceque les parois
du sac trop distendues, n'ont pas pu revenir à leur
état normal ; c'est pour ces cas de tumeur lacrymale
que M. Monoyer propose l'excision partielle du sac.
Il peut bien arriver, d'ailleurs, que le gonflement inflammatoire de la muqueuse ait disparu après la mort
et qu'on ne trouve plus le rétrécissement qui existait
pendant la vie.

*2° S'il y a rétrécissement, quel rapport a-t-il avec la
tumeur lacrymale ?*

On sait qu'à l'entrée du canal nasal se trouve un
rétrécissement physiologique de deux millimètres de
diamètre en moyenne, et c'est justement là qu'on
trouve aussi le repli le plus constant de la muqueuse.
Le premier effet de l'inflammation est de conges-
tionner la muqueuse et, par conséquent de diminuer
le calibre du canal, puis d'augmenter la sécrétion des
glandes et de rendre leur produit plus épais et plus

visqueux. Quoi de plus simple alors que l'obstruction du canal nasal?

Il s'engorge comme cela arrive si souvent dans les tuyaux de décharge où on jette des détritus même bien inférieurs en volume au calibre du tuyau.

Reste à savoir si cette inflammation a commencé par le sac lacrymal, c'est-à-dire si elle est la cause première de la dacryocystite dont le rétrécissement ne serait que la conséquence. Les lésions se succéderaient dans l'ordre suivant : l'inflammation du sac préparerait la dilatation en altérant sa sécrétion et en diminuant la résistance de ses parois, le rétrécissement provoqué par elle viendrait ensuite arrêter ces produits de sécrétion et achever la formation de la tumeur lacrymale.

Ou bien, l'inflammation a-t-elle d'abord produit le rétrécissement du canal nasal, puis déterminé la dacryocystite en arrêtant les larmes et les produits de sécrétion du sac ?

Dans le premier cas, le rétrécissement serait un phénomène secondaire, dans le deuxième cas un phénomène primitif.

Voici ce qu'en disent les auteurs du compendium : « Quant à savoir si l'inflammation a précédé et produit l'obstacle mécanique ; ou si elle lui a succédé, c'est un point fort obscur et que ne peuvent décider absolument, ni les recherches cliniques, ni les études anatomiques. Le raisonnement permet de regarder les deux choses comme possibles, et de penser que les deux états pathologiques s'entretiennent réciproquement, c'est-à-dire que la phlegmasie se prolonge par la persistance de l'obstacle, comme cela arrive dans presque tous les cas où des conduits vecteurs sont rétrécis ou oblitérés, et qu'en se prolongeant elle augmente le gonflement et l'épaississement qui produisent l'obstacle. »

Mon ami et cher maître, le Dr Abadie, dont je partage les opinions, croit que le plus souvent le rétrécissement est la lésion primitive de la tumeur lacrymale. Il s'exprime ainsi dans le journal d'ophthalmologie (1). » L'observation a prouvé, aujourd'hui, à tous les praticiens qui, suivant avec intérêt et pas à pas les progrès de la science, ont employé dans leur pratique les procédés opératoires perfectionnés, que le plus souvent les parties supérieures des voies lacrymales n'étaient malades que parceque la partie inférieure du conduit lacrymal l'était *primitivement*, et qu'une fois celui-ci dilaté, rétabli dans son calibre, les inflammations du sac jusque-là très-rebelles, ne tardaient pas à disparaître. »

Quel est le siége de ce rétrécissement? On peut le rencontrer dans toute l'étendue du conduit lacrymonasal, mais bien plus souvent dans le canal-nasal que dans le sac. — Dans le canal, il se trouve le plus souvent à la partie supérieure, c'est-à-dire au point physiologiquement rétréci dont nous avons parlé ; puis, à la partie inférieure que les inflammations de la pituitaire peuvent gagner si facilement, enfin, à la partie moyenne.

M. Fano ne tient pas compte du rétrécissement; pour lui c'est un phénomène purement accessoire ; on guérit les tumeurs et les fistules du sac en combat-

____

(1) Journal d'ophthal., avril 1872.

tant l'inflammation catarrhale de la muqueuse qui tapisse cette cavité. Les topiques irritants, notamment les injections de teinture d'iode, portées dans le sac à travers les points lacrymaux, guérissent le plus souvent cette inflammation (1). Il est néanmoins bien forcé de reconnaître que le canal nasal peut être oblitéré. Le faits cités par M. Béraud ne laissent aucun doute à ce sujet, mais il les regarde comme une rareté pathologique; et les nombreuses guérisons obtenues tous les jours par la dilatation ne l'embarrassent pas : « Ces moyens réussissent parfois probablement parce qu'ils modifient énergiquement la vitalité de la muqueuse, et non pas en combattant un rétrécissement qui n'existe pas. » Bref, c'est la négation de l'obstacle au cours des larmes et la condamnation du traitement par le sondage. Pourquoi donc le sac se dilate-t-il? parce que, dit M. Fano, les produits de sécrétion deviennent trop épais, trop visqueux pour passer à travers l'orifice inférieur du sac. (J'ai déjà reconnu l'influence de cette lésion de sécrétion.) Mais je ne comprends pas pourquoi, en l'absence d'un rétrécissement du canal nasal, ils viennent plutôt sortir par les points lacrymaux, quand on comprime la tumeur avec le doigt, ou même par simple distension du sac. En effet, le canal nasal a un calibre double de celui des conduits lacrymaux, à son orifice supérieur, c'est-à-dire au point où il est le plus étroit; c'est par lui que le sac devrait se vider, d'autant mieux qu'il en occupe la partie déclive; si les larmes y passent facilement à l'état normal, elles doivent encore y passer quand

____

(1) Fano. Traité pratique des maladies des yeux, t. I, p, 281, 1806.

elles sont mêlées à du pus ou à du mucus. Du reste, lorsqu'on fait le cathétérisme des voies lacrymales, on sent très-bien qu'il y a un obstacle à l'entrée du canal nasal; la sonde est arrêtée en ce point, et il faut une certaine pression pour la faire passer (elle passe très-bien au contraire quand les voies lacrymales sont saines); le jours suivants son introduction est plus facile et moins douloureuse.

Les succès du cathétérisme employé seul sont là pour prouver que, s'il a guéri des tumeurs lacrymales ou le larmoiement, c'est que ces affections étaient dues à un rétrécissement ou à une oblitération des voies lacrymales; la sonde, en effet, n'agit que sur ces dernières lésions. Enfin, la méthode de Stilling (incision interne du rétrécissement,), dont plusieurs chirurgiens ont déjà constaté les bons effets, est une dernière confirmation de cette doctrine.

Je crois donc l'existence du rétrécissement du canal nasal suffisamment prouvée; elle est admise aujourd'hui par la majorité des chirurgiens, et la théorie de J.-L. Petit, qui compte tant de partisans, continue d'être vraie, mais en partie seulement; pour l'être complétement, il ne lui manque que d'avoir tenu compte de l'inflammation et de son rôle dans la production de la tumeur lacrymale. En effet, comparant le sac lacrymal à la vessie, c'est aux larmes qu'il attribue la dilatation du sac : « Tout l'effort que font les larmes se porte sur la partie large appelée sac ; celui-ci cède et se dilate (1). » Nous avons vu ce qu'il fallait penser de cette théorie.

(1) Mémoires de l'Académie des sciences, 1743, 1743, 1744.

Je ne veux pas dire par là qu'il n'y ait que des rétrécissements inflammatoires, antérieurs ou consécutifs à la dacryocystite (je donne plus loin une longue
note sur les rétrécissements primitifs du canal nasal
qui ont une autre origine), ni que ces rétrécissements
cèderont à un traitement antiphlogistique ; car, si dans
la succession pathologique des lésions du conduit lacrymo-nasal quelques rétrécissements sont vraiment
secondaires, il ne s'ensuit pas qu'ils disparaîtront
avec l'inflammation : la majorité, au contraire, persis-
tera et la tumeur lacrymale avec eux. Il arrivera ici
ce qui arrive dans l'urèthre à la suite d'une blennorrhagie : celle-ci guérit, mais laisse très-souvent après
elle un rétrécissement ; « aussi peut-on dire avec raison que les coarctations sont déterminées par la blennorrhagie aiguë, et que la blennorrhagie chronique
n'est, dans un certain nombre de cas, qu'une conséquence de l'état patholigique développé dans la période aiguë de cette affection (1). »

C'est pourquoi il vaudrait mieux désigner cette lésion sous le nom de *rétrécissement d'origine inflammatoire*, ce qui simplifierait beaucoup la discussion du
traitement. En effet, l'obstruction du canal nasal finit
par être la lésion essentielle de la tumeur lacrymale,
et, tant qu'un traitement rationnel et bien dirigé ne
l'a pas fait disparaître, la maladie ne guérit pas, et
l'on voit se succéder les phénomènes suivants, dont
j'emprunte la description à Mackensie : « Le sac devient sujet à des attaques d'inflammation qui, bien
qu'elles se dissipent à plusieurs reprises, finissent gé-

---

(1) Nélaton, Pathol. chir., t. V, p. 371.

néralement par amener le sac à s'élever en pointe
comme un abcès, à se rompre et à laisser échapper le
mucus puriforme qu'il contient. L'ouverture ainsi
faite à la peau peut se guérir, et la maladie retourner
à la période de blennorrhée, ou même à celle du larmoiement simple. Le malade souffre ainsi quelquefois,
pendant des années, d'abcès répétés du sac, sans se
soumettre à aucun traitement efficace. »

Le canal nasal est rarement oblitéré par suite de
brides ou de cicatrices consécutives à des ulcérations
et plus rarement encore dans toute sa hauteur par
suite d'une hypertrophie générale de la muqueuse.
Cependant, Béraud signale une forme de tumeur lacrymale avec prolapsus ou adhérence de la valvule inférieure du sac lacrymal. Sa deuxième forme, qui est
rare, reconnaît pour cause le développement exagéré
d'un follicule muqueux du sac lacrymal.

Des corps étrangers (noyau de cerise incrusté de
matière calcaire fermant l'orifice inférieur du canal
nasal), des dacryolithes, un épanchement sanguin (de
Græfe), un polype du sac lacrymal peuvent oblitérer
le canal nasal ; de même, la fracture de ses parois, la
déviation de la cloison ou la présence d'une tumeur
voisine : polype, cancer, exostose.

M. le Dr Sichel a eu l'occasion d'étudier cette dernière
espèce de tumeurs : elles se rencontrent à l'entrée du
canal nasal, sur l'apophyse montante du maxillaire.
« Elles sont ordinairement très-petites, de 1 à 3 millimètres de diamètre, et masquées par la tumeur lacrymale. Ces intumescences sont le plus souvent irré-

gulièrement arrondies, quelquefois anguleuses ou un peu pointues à leur surface (1). »

Il les divise en deux classes :

• Les périostoses, qui sont modérément dures, résistantes.

Les exostoses vraies de consistance ossseuse.

Il emploie contre elles un traitement local (onguent napolitain, cataplasmes), et un traitement interne antiphlogistique : calomel, 1 centigr. quatre fois par jour, ou bien il fait prendre trois fois par jour, à la dose de deux à cinq gouttes dans un verre d'eau gommée, la solution suivante :

Chlorure de Baryum, 2 grammes.

Eau de cannelle, 15 grammes.

Si le sujet est scrofuleux ou syphilitique, on institue un traitement général antidiathésique.

D'autres fois, ces tumeurs sont dans l'intérieur même du canal. Pour les reconnaître, il faut avoir recours au cathétérisme et surtout une main bien exercée pour apprécier la dureté osseuse du rétrécissement. Ces dernières sont plus longues à guérir que les premières.

Dans l'observation 6, que Béraud nomme (mémoire déjà cité) tumeur lacrymale osseuse, l'oblitération des voies lacrymales était due à une exostose du maxillaire supérieur de l'os unguis.

Comment reconnaître la nature syphilitique des lésions des voies lacrymales? Dans un intéressant mémoire publié dans les *Archives de Médecine* (2),

(1) France médicale, 1868, n. 41, p. 292. Remarques sur les intumescences des os des voies lacrymales, comme cause de tumeur lacrymale.

(2) Lagneau. Maladies syphilitiques consécutives des voies lacrymales. Arch. gén. de méd., 5o série, 1857, p. 536.

M. Lagneau fait remarquer que la syphilis peut donner lieu à des altérations de la muqueuse ou du canal osseux (carie, nécrose), et consécutivement à la tumeur et à la fistule lacrymale. Les lésions osseuses portent sur le maxillaise ou sur l'unguis, quelquefois même sur l'apophyse angulaire du frontal, et ont pour résultat d'oblitérer le conduit lacrymo-nasal. D'après Tavignot, il y aurait sur les parties latérales du nez, dans le sillon naso-facial, une tuméfaction dure et résistante à la pression : elle manquait dans la plupart des observations rapportées par Lagneau. L'ulcération d'aspect syphilitique qui se montre à l'orifice cutané de la fistule doit en faire reconnaître la nature. Le plus souvent, les affections lacrymales sont accompagnées d'autres accidents syphilitiques. Le traitement curatif consiste, suivant les cas, en préparations mercurielles et iodure de potassium.

Dernièrement, mon ami, M. le Dr Abadie, a signalé une nouvelle cause de rétrécissement du canal nasal : c'est la carie des dents du maxillaire supérieur, et, en particulier, des premières petites molaires. «Le plus souvent, dit-il, elles sont malades au moment de l'examen où l'ont été quelque temps avant l'inflammation des voies lacrymales. Entre le fond de l'alvéole et l'extrémité inférieure du canal-nasal, il n'y a qu'une lame osseuse assez mince ; on comprend très-bien alors que, sous l'influence de la carie dentaire, cette lame devienne le siége d'une ostéopériostite, et détermine un rétrécissement du canal nasal. La première chose à faire pour y remédier sera d'arracher la dent malade. C'est un conseil que M. Cusco ne manque jamais de donner aux malades qui sont dans ce cas.

Le rétrécissement du canal nasal peut être congénital. « Cette étroitesse coïncide ordinairement avec un écartement exagéré des yeux et un aplatissement prononcé des os du nez (de Wecker). » C'est à cette disposition qu'il attribue la fréquence des affections des voies lacrymales dans la race mongole. Pour Arlt, la disposition inverse, c'est-à-dire une saillie exagérée avec aplatissement latéral des os du nez, est une autre cause de rétrécissement congénial : d'où la fréquence des maladies lacrymales chez les Israélites.

D'après Velpeau, le rétrécissement congénital serait la conséquence fréquente des tumeurs lacrymales développées chez le enfants et assez longtemps négligées, il cite trois cas avec autopsie. Mais ces fais ne peuvent rien prouver, parce qu'on ne peut pas savoir si le rétrécis sement congénital n'a pas été lui-même la cause de la tumeur lacrymale. Cette dernière opinion est même plus plausible; en effet, les tumeurs lacrymales qui datent de l'enfance, « disparaissent quelquefois rapidement et inopinément à l'époque de la puberté, parce qu'alors le développement des canaux osseux s'effectue complétement. » (Mackensie).

M. Dolbeau a observé, à l'hôpital des Enfants assistés, un cas de tumeur lacrymale congénitale, occupant le siége ordinaire, et due à une oblitération du canal nasal à son embouchure dans le méat inférieur. Tout près de là, à la partie inférieure de ce canal, existait une autre tumeur analogue à celle du sac (1).

Enfin, pour être complet, je rappellerai que la tumeur lacrymale est plus fréquente à gauche qu'à droite, et chez la femme que chez l'homme.

(1) Dolbeau. Gazette des hôpit., 1865.

3° *Y a-t-il des rétrécissements du canal nasal sans tumeur lacrymale?*

Béraud en cite trois observations remarquables dans lesquelles la dissection a été faite avec beaucoup de soin. Dans les obs. 9 et 10, l'oblitération du canal nasal était complète des deux côtés et le sac rétréci; dans l'obs. 11, il y avait simplement obstruction par bourgeonnement de la muqueuse. A côté de ces cas, onpourrait en citer une foule d'autres qui abondent dans les cliniques d'ophthalmologie. Les malades se plaignent seulement de larmoiement; si les points et conduits lacrymaux sont libres et non déviés, il faut bien (à moins d'admettre une hypersécrétion de la glande lacrymale) en chercher la cause plus loin, dans le conduit lacrymo-nasal. C'est là que se trouve l'obstacle, et c'est par le cathétérisme où l'incison interne qu'on en triomphera.

Pourquoi cette absence de tumeur lacrymale? J'en ai déjà donné l'explication en comparant entre eux l'appareil lacrymal et l'appareil urinaire; le sac n'admet que la quantité de larmes qu'il peut contenir, une fois plein, il n'en admet plus et celles-ci coulent sur la joue. Il faut plus qu'un obstacle au cours des larmes pour déterminer la production d'une tumeur lacrymale, il faut une inflammation du sac : j'ai discuté assez longuement cette question pour n'y plus revenir.

Il me reste à parler d'une dernière forme de tumeur lacrymale : le *mucocéle*. C'est une variété caractérisée par l'oblitération du canal nasal et des conduits lacrymaux, tandis que le sac est plus ou moins distendu par le mucus qu'ont sécrété ses parois. Nous voyons dans ce cas la preuve pathologique de ce que je disais tout à l'heure, à savoir : qua ce n'est pas la rétention des larmes qui produit la tumeur lacrymale.

CONCLUSIONS.

1° Les tumeurs lacrymales sans rétrécissement du canal nasal sont très-rares. Quand on ne trouve pas d'obstacle au cours des larmes, c'est qu'il a disparu avec l'inflammation.

2° Elles sont le plus souvent consécutives à un rétrécissement *d'origine inflammatoire* du canal nasal, et c'est contre ce rétrécissement que le traitement doit être principalement dirigé.

3° Il n'est pas rare de voir des obstructions du canal nasal ne donner lieu qu'à un simple larmoiement.

TRAITEMENT.

D'après tout ce que je viens de dire, on peut voir qu'il y a deux choses capitales à considérer dans les affections du conduit lacrymo-nasal :

1° L'inflammation et les lésions du sac.

2° Le rétrécissement.

Au début l'inflammaiion peut exister seule (1re période de la dacryocystite), même sans obstacle, au cours des larmes. C'est donc le traitement antiphlogistique qu'il convient d'employer : les moyens locaux peuvent suffire, à moins que l'affection ne soit sous la dépendance d'une maladie constitutionnelle auquel cas il faut avoir recours, à un traitement général. « Les moyens antiphlogistiques locaux consistent en lotions émollientes ou astringentes sur la tumeur, en fumigations ou injections, soit tièdes et émollientes, soit froides, astringentes, et même légèrement caustiques. » (Compend. de Chir.) « La dilatation par les sondes serait une mauvaise chose qui ne servirait qu'à exposer les parties enflammées à une nouvelle cause d'irritation. » (Mackenzie.)

Quand l'inflammation est arrivée à sa deuxième période, c'est-à-dire quand il y a tumeur lacrymale, les mêmes moyens sont encore bons, mais la guérison n'est plus aussi sûre, surtout si l'affection est due à un rétrécissement du canal nasal. Je sais bien que les injections, la cautérisation ont souvent été suivies de succès ; Béraud cite même des cas de tumeurs lacrymales avec fistules, observées dans le service de Velpeau, et guéries par de simples onctions mercurielles et des cataplasmes ; Lisfranc avec les révulsifs et les antiphlogistiques a eu souvent des cures radicales. Mais si ce traitement a réussi quelquefois, il a échoué le plus souvent, je n'en veux pour preuve que la multiplicité des moyens chirurgicaux employés contre cette affection. Cependant il ne faut pas, dans l'hypothèse d'un rétrécissement, renoncer complétement au traitement antiphlogistique ; celui-ci sera au contraire d'un puissant secours contre les lésions du sac, mais seulement à titre d'adjuvant du traitement chirurgical, sans lequel, je le répète, on ne saurait dans la majorité des cas avoir raison de la tumeur lacrymale et du rétrécissement, quelle que soit l'idée qu'on s'en fasse. Les théories tombent devant les faits bien observés, et si j'expose avec détail les nombreux procédés qui agissent sur la muqueuse des voies lacrymales, c'est moins pour défendre une méthode que pour indiquer les avantages qu'on peut en tirer.

MOYENS ANTIPHLOGISTIQUES.

Collyres, poudres, pommades. — On s'est servi de collyres déposés dans le grand angle de l'œil pour les faire absorber par les points lacrymaux et agir ensuite sur le sac. Si le canal nasal est oblitéré, il est douteux que ces collyres puissent pénétrer dans le sac lacrymal, du moins cette absorption serait contraire au mécanisme du transport des larmes ; il faut avoir la précaution de vider la tumeur lacrymale. « M. Quaglino, de Milan, porte avec un pinceau humide sur l'angle interne de l'œil, au voisinage des points lacry-maux, 5 centigr. environ d'acétate neutre de plomb en poudre, une ou deux fois par jour. Le sel dissous par les larmes, forme un véritable collyre qui pénètre par les points lacrymaux dans le sac. » (Mackenzie, note des traducteurs.) La pommade au précipité rouge, dans les cas de blépharite, agit non-seulement sur les paupières, mais aussi sur les voies lacrymales.

Pour favoriser l'entrée de ces médicaments dans le sac, M. Libbrecht de Gand se sert de stylets filiformes du diamètre de la sonde n° 1 de Bowmann, et d'une longueur de 4 centimètres.

Ces stylets sont introduits par les points lacrymaux

jusque dans la narine, et leur extrémité supérieure
est recourbée pour les empêcher de descendre ; on sait
que dans les rétrécissements de l'urèthre, l'urine peut
passer entre une fine bougie laissée à demeure et la
muqueuse. La même chose arrive dans l'appareil lacrymal : c'est de cette manière que les clous de Scarpa
(modifiés et remis dernièrement en honneur par
M. Richet) (1), faisaient cesser le larmoiement. Pour
aider à ce phénomène, les stylets de Libbrecht ont
trois cannelures longitudinales, destinées à se transformer en canaux capillaires complets par leur appo-
sition aux parties.

Injections. — Les injections par les points lacrymaux porteront encore bien plus sûrement les médicaments dans le sac ; c'est la méthode d'Anel. M. Fano
a modifié la seringue d'Anel, de manière à avoir une
plus grande quantité de liquide à injecter, sous une
pression plus grande. Les substances employées sont
les solutions de sulfate de zinc ou de cuivre, tannin,
acétate de plomb, nitrate d'argent, potasse caustique,
teinture d'iode. L'injection n'est vraiment efficace
que si elle passe par le canal nasal et arrive dans la
narine ; or, comme le canal nasal est rétréci, elle revient très-souvent par les points lacrymaux ; ce qui
entraîne un autre inconvénient, c'est que les injections
un peu fortes vont irriter la conjonctive ; il faudrait
donc avec une deuxième seringue laver la conjonctive
pendant qu'on fait l'injection. Ce procédé est très-in-
commode ; aujourd'hui les injections sont devenues
d'un emploi très-facile et rendent tous les jours de

(1) Gazette des hôp., 1869, n. 80.

Naudier.   5

nouveaux services ; en effet, cette méthode a participé
à tous les progrès du cathétérisme, et c'est par des
sondes creuses exactement semblables à celles qui
servent à la dilatation du canal nasal, qu'on fait les
injections. Cette méthode suppose donc qu'on a incisé
les points lacrymaux et le ligament palpébral interne
(voyez plus loin la description de ces opérations), et
qu'on fait le cathétérisme des voies lacrymales. Les
sondes employées sont, où des sondes de Bowmann
perforées depuis le nº 1 jusqu'au nº 6 (Wecker), ou des
sondes plus larges, coniques (Warlomont, Sichel). Ces
sondes peuvent être percées de trous latéraux pour
rendre l'arrosage du canal plus complet, mais ce n'est
pas nécessaire, si en retirant la sonde très-lentement,
en l'arrêtant même au milieu du canal, on continue à
pousser l'injection ; de cette manière ont est bien sûr
que l'injection va partout et qu'aucun point ne lui
échappe. Ces sondes sont introduites par les points
lacrymaux jusque dans la narine ; un tube de caoutchouc d'une longueur de 8 à 10 centimètres, muni à
ses deux extrémités d'un petit ajutage en cuivre qui
peut s'adapter parfaitement sans tour de vis, à la sonde
et à la seringue d'Anel, prévient les accidents ou les
déplacements de la sonde que les mouvements du
malade pourraient occasionner. Si une première injection ne suffit pas, on en fait une deuxième ou une
troisième ; rien n'est plus facile, on n'a qu'à dégager
la seringue du tube en caoutchouc qui reste en place
avec la sonde, on la remplit et on recommence comme
la première fois. Enfin, comme je l'ai recommandé,
on retire progressivement la sonde tout en continuant
à pousser l'injection. Telle est la méthode que j'ai vu

employer chez MM. Wecker, Sichel, Abadie ; M. Giraud-Teulon fait d'abord le cathétérisme avec une sonde de Bowmann qu'il laisse vingt minutes, puis il fait l'injection avec une canule conique introduite dans le sac seulement. Ce dernier procédé est d'une application moins commode que les précédents. Ces injections sont très-bien supportées par les malades ; « elles nous ont servi, dit de Wecker, à enrayer des catarrhes des voies lacrymales pour lesquelles nous commencions à désespérer des moyens pacifiques ». L'observation suivante prise à la clinique du Dr Wecker en est un exemple :

Madame T......, 57 ans : affection des voies lacrymales fort ancienne ; au mois d'août, survient un phlegmon du sac, puis un abcès qu'un médecin ouvrit avec le bistouri. Depuis, comme cela arrive dans les tumeurs lacrymales, le sac s'ouvrait de temps en temps pour se fermer quelques jours après ; enfin une fistule s'établit définitivement et c'est ainsi qu'elle vint à la clinique du Dr Wecker, le 2 septembre 1871. On fit immédiatement l'incision du point lacrymal supérieur et le débridement du sac, le lendemain le cathétérisme avec les sondes de Bowmann, puis tous les jours ; la fistule se ferme et la tumeur lacrymale disparaît assez rapidement. Le cathétérisme a été continué ainsi seul, sans autre moyen de traitement, pendant huit mois ; au bout de deux mois la fistule était fermée, la tumeur lacrymale avait disparu, mais il y avait toujours une sécrétion morbide qui remplissait le sac et venait sortir par les points lacrymaux, et contre laquelle le cathétérisme ne pouvait plus rien. Alors au mois de mai on fit des injections de sulfate de zinc avec la sonde-canule de Bowmann ; en huit jours la sécrétion morbide avait disparu, mais on continua les injections tous les jours. Aujourd'hui, 14 juin, la malade se trouve guérie et n'a plus de larmoiement.

A quelle substance faut-il donner la préférence pour ces injections ? Wecker se sert d'une solution de sulfate de cuivre, 1 gramme; eau, 300 gr. ; Mackenzie, Warlomont, d'une solution de potasse caustique, 4 à 8 gr.; eau, 200 gr.

M. Fano emploie la teinture d'iode mêlée à une égale quantité d'eau. M. Verneuil, dont je m'honore d'être l'élève et dont je n'oublierai jamais la bienveillance, se sert aussi de teinture d'iode et en a obtenu de très-bons effets. Il pénètre dans le sac par la paroi externe au moyen de la canule de la seringue de Pravaz, et injecte deux ou trois gouttes de liquide. Mais de peur que ces injections ne produisent l'oblitération des voies lacrymales, au lieu de rétablir le passage des larmes, il vaut mieux, si l'on se sert de teinture d'iode, l'étendre d'une assez grande quantité d'eau ; au contraire, appliquée pure sur la peau qui recouvre le sac, c'est un excellent moyen de résolution.

Quelle que soit l'injection qu'on a choisie, il faut la répéter tous les jours ou tous les deux jours.

Quand le sac est ouvert, quand il y a une fistule, doit-on se servir de cette ouverture pathologique pour introduire dans le sac les médicaments dont nous venons de parler ? C'est un procédé qui était employé autrefois, mais auquel il faut renoncer, puisqu'on peut faire autrement. Cette méthode était fort en usage en Italie : Lallemand, cité par Mackenzie, rapporte qu'elle consiste à mettre un petit morceau de nitrate d'argent dans le sac, et à placer par dessus un morceau d'amadou qui empêche le caustique de fuser au dehors. Survient une inflammation aiguë qui dure quelques jours, et à la suite de laquelle la fistule se ferme. Une seule application suffit ordinairement pour amener la cure, mais il en faut quelquefois deux ou trois. Le nitrate d'argent agit en modifiant la muqueuse et en faisant disparaître l'inflammation chronique. A côté de ce procédé, on peut placer celui qui consiste à porter le nitrate d'argent sur le rétrécissement lui-même, à l'aide d'un porte-caustique à tige graduée. La profondeur du rétrécissement est connue d'avance au moyen d'une sonde de laminaria, et mesurée par la tige graduée du porte-caustique. On introduit cet instrument dans les voies lacrymales comme une sonde de Bowmann. « La cautérisation est un auxiliaire du cathétérisme. » (Warlomont).

Enfin, on doit donner le conseil aux malades de se moucher souvent, puis d'essayer immédiatement après de vider la tumeur par le canal nasal et non par les points lacrymaux, de renifler souvent en fermant la bouche et les narines, afin d'aspirer ce qui est dans les voies lacrymales (Mackenzie).

C'est ce que faisait si bien le malade de Sichel, dont j'ai déjà parlé. Warlomont, et Wecker, donnent le même conseil ; le docteur Jacob rapporte le cas d'un enfant qui fut guéri d'un larmoiement par sa nourrice qui lui suçait le nez (1).

MOYENS CHIRURGICAUX.

J'arrive maintenant aux moyens vraiment chirurgicaux, à ceux qui ne s'adressent plus qu'à l'obstacle au cours des larmes. Ils peuvent tous se rattacher à l'une des quatre grandes méthodes suivantes :

1° Rétablir la voie naturelle des larmes ;

2° Créer aux larmes une voie artificielle ;

3° Fermer la voie naturelle d'écoulement ;

4° Tarir la source des larmes.

(1) Dublin hospital Reports, 1830.

Ces moyens sont très-nombreux et je ne veux pas les passer en revue ; beaucoup sont abandonnés aujourd'hui comme le cathétérisme par la méthode de Laforest ou par celle de J.-L. Petit, la canule de Dupuytren, etc. Ils sont décrits dans tous les traités de chirurgie, d'ailleurs je n'en pourrais rien dire, ne les ayant jamais vu employer. Je m'occuperai seulement de la méthode qui a pour but de rétablir la voie naturelle des larmes par le cathétérisme supéro-inférieur, c'est-à-dire par les points lacrymaux. C'est elle qui s'offre la première à l'esprit, et quand elle est possible c'est à elle qu'il faut avoir recours ; les autres ne doivent être employées qu'en dernier lieu, quand on ne peut pas faire autrement. Les cas qui nécessitaient leur emploi deviennent de plus en plus rares, depuis l'opération de Bowmann, qui a été un véritable progrès dans cette branche de la chirurgie. C'est elle, en effet, qui a permis d'appliquer aux rétrécissements du canal nasal, par les voies. naturelles agrandies, les procédés opératoires employés depuis longtemps avec succès contre les rétrécissements de l'urèthre, à savoir : la dilatation temporaire, graduelle ou forcée ; la cautérisation directe du point rétréci et l'incision du rétrécissement.

L'observation suivante en est une très-bonne preuve ; elle m'a été communiquée par mon ami G. Martin, chef de clinique du Dr Wecker, et j'ai vu la malade quelques jours avant l'opération.

Mademoiselle Fernande X..., 11 ans, rue du Colysée, n° 11.
Tumeur lacrymale opérée en 1867, par Tavignot, par sa méthode de la galvano-caustique appliquée à l'oblitération du sac ; les fils furent introduits par les points lacrymaux. Après

l'opération, nombreux abcès du sac et finalement établisse-
ment d'une fistule capillaire. C'est en cet état que la malade
vint au mois de juin 1872, à la Clinique du Dr de Wecker,
qui malgré les tentatives d'oblitération du sac, affirma que le
passage était encore libre et qu'on pouvait rendre aux voies
lacrymales un calibre suffisant pour le passage des larmes.

Le 12 juin, la petite malade fut endormie par le chloro-
forme, le conduit lacrymal inférieur dilaté pour le poinçon
d'argent et fendu par le couteau de Weber, puis on fit le
débridement du ligament palpébral interne très-facilement;
le sang qui s'écoula immédiatement par la narine prouva la
justesse du diagnostic. Le lendemain et les jours suivant, cathétérisme avec la sonde n° 3 de Bowmann. Huit jours après,
la fistule était fermée, il n'y avait plus de gonflement ni de
douleurs au niveau du sac, la pression n'en faisait plus rien
sortir. Aujourd'hui, 6 juillet, la malade est en très-bonne
voie de guérison, mais pour la rendre définitive, il faut con-
tinuer le cathétérisme pendant quelque temps.

J'ai vu dernièrement dans le service de M. Trélat,
à la Charité, un malade à qui Jobert avait tenté
d'oblitérer le sac ; M. Trélat rétablit la voie naturelle
par l'opération de Bowmann suivie de l'incision interne ; aujourd'hui la sonde n° 6 passe facilement ; ce
malade est encore en traitement.

CATHÉTÉRISME.

C'est à Anel, chirurgien français, que revient le
mérite des injections et du cathétérisme des voies lacrymales (1713); il se servait de sondes très-fines,
introduites par l'un ou l'autre des produits lacrymaux
jusque dans la narine. Travers (1) et Hays (2) vantent

(1) A synopsis of the diseases of the Eye and their treatment, 3e édit.,
p. 379 et 383.

(2) Hays. American édition of Lawrence Treatise on the diseases of the
Eye, p. 919-922. Philadelphia, 1854.

beaucoup cette méthode, qui leur a donné de nombreux succès, malgré la petitesse des sondes.

Par l'incision des points et conduits lacrymaux, on peut introduire des sondes plus volumineuses ; le cathétérisme fait de cette manière, comprend deux procédés : celui de Bowmann et celui de Weber.

Procédé de Bowmann. — Le procédé de Bowmann se compose :

1º D'une opération préliminaire, qui a pour but de faire un passage aux instruments dilatateurs ;

2º De l'introduction de ces instruments, c'est-à-dire du sondage des voies lacrymales.

La première opération qui consiste à inciser les conduits lacrymaux, a déjà été décrite : elle se fait avec le couteau de Weber.

Reste à savoir maintenant quel conduit il faut inciser, en supposant qu'on ait le choix. Faut-il fendre l'inférieur, comme on fait en Angleterre, ou le supérieur, comme on fait en France et en Allemagne ? Nous connaissons l'importance du point lacrymal inférieur, dans l'absorption des larmes ; cette considération doit déjà le faire respecter. Une autre condition anatomique doit encore faire préférer l'incision du conduit supérieur. C'est sa direction, qui se rapproche beaucoup de celle du canal lacrymo-nasal, tandis que l'inférieur vient se jeter à angle droit dans le sac lacrymal. Les sondes pénétreront donc plus facilement par le premier que par le second, et on n'aura pas à craindre l'oblitération consécutive des conduits dans le sac, qui survient quelquefois après un cathétérisme longtemps pratiqué par le conduit inférieur,

et que M. de Wecker attribue à la destruction de l'épithélium, en cet endroit, par les tiraillements et le
frottement de la sonde.

A cette opération, Weber a ajouté l'incision ou débridement du ligament palpébral interne, qui se fait
de la manière suivante : Le conduit supérieur étant incisé jusque vers la caroncule, « on fait glisser la pointe
mousse du contenu de Weber le long de la paroi postérieure du sac, en arrière du ligament et dans la direction du canal, tout à fait comme on s'y prend pour
ouvrir le sac avec le couteau de Petit. Lorsque plus
des deux tiers du petit couteau de Weber ont disparu,
en arrière du ligament, son tranchant étant tourné en
avant, on tend vers la tempe la commissure externe
et l'on fait basculer d'arrière en avant le manche de
l'instrument. Le ligament se trouve ainsi sectionné
dans une étendue variable, la sensation du craque-
ment qui se transmet aux doigs de l'opérateur et
l'écoulement d'une certaine quantité de sang prouvent
d'une manière irrécusable que cette section a été bien
faite. » (Wecker, 891). Cette petite opération facilite
l'introduction des sondes de gros calibre et l'évacuation
de la tumeur lacrymale.

Jaesche, de Moscou, procède de la manière suivante:
après avoir fendu le conduit inférieur avec le couteau
de Weber et pénétré dans le sac, il redresse le manche
de l'instrument, « de telle façon que son tranchant
regarde directement en dehors. En retirant le couteau,
il abaisse son manche un peu en dehors et fend le
sac lacrymal dans cette direction, en bas, dans une
étendue de 4 à 5 millimètres. » (1). Ici, le débridement porte sur la paroi externe du sac.

(1) Archiv für ophthalmologie, t. X, t. II, p. 70.

Lorsque le sac enflammé menace de s'ouvrir, que faut-il faire ? Wecker recommande de ne jamais y toucher, il fait immédiatement le débridement du sac et ouvre plus largement le conduit lacrymal supérieur. Si les conduits ne sont plus accessibles aux instruments à cause du gonflement inflammatoire, on peut ouvrir l'abcès « en plongeant une lancette au point *jaune saillant*, qui se prononce à la partie moyenne de la tumeur. » (Warlomont). Nous voyons par là combien sont restreintes aujourd'hui les indications d'ouvrir le sac, et avec raison, puisqu'on peut le vider facilement en agrandissant les voies naturelles, ce qui ne laissera pas de cicatrice à la figure.

Le sac est ouvert spontanément ou par le bistouri, il reste une fistule lacrymale ; à quel moyen aura-t-on recours pour la faire fermer ? Cela dépend de l'état du sac lacrymal et du canal nasal ; il faut d'abord faire le débridement du sac, et s'assurer de la possibilité de rendre ce dernier perméable par le cathétérisme. Dès que le passage sera rétabli, *la fistule se fermera d'elle-même.*

On a fait des sondes avec diverses substances : en argent (Bowmann, Weber) ; en plomb (elles sont plus malléables) ; en baleine, en caoutchouc, comme pour l'urèthre (Weber) ; en *laminaria digitata* (Critchett), qui ont la propriété de se gonfler et de reproduire la forme du canal en même temps qu'elles le dilatent.

Les sondes de Bowmann sont en argent malléable, cylindriques, et forment une série de six numéros ; la première est de la grosseur d'un gros crin, le n. 6 a un peu plus de 1 millimètre. On leur donne la courbure que l'on veut ; celle-ci doit être un peu plus prononcée chez les personnes qui ont les yeux enfoncés et une forte saillie de l'orbite. Les n. 1 et 2 ne servent guère que pour les conduits lacrymaux ; il n'est pas prudent de les introduire dans le canal nasal, à cause de leur exiguité qui les rend semblables aux instruments pointus, et qui les expose par conséquent à percer la muqueuse et à faire fausse route ; avec les autres numéros, ce danger disparaît.

Procédé opératoire. — Ces sondes sont introduites de la manière suivante : on découvre d'abord le conduit incisé en tirant convenablement la paupière, on engage la sonde dans l'incision, et on la pousse doucement le long de la paroi postérieure du canalicule, jusque dans le sac. Il faut être bien sûr d'être dans le sac avant de relever la sonde : pour cela, il faut sentir la paroi osseuse à travers la muqueuse, sans que les petits mouvements de va et vient qu'on imprime à la sonde entraînent la paupière. Alors, on relève la sonde, en ayant bien soin que l'extrémité engagée dans le sac reste appuyée sur sa face postérieure, sans bouger ; autrement, elle pourrait sortir du sac, rentrer dans la partie commune des conduits lacrymaux, et si on voulait passer outre, croyant avoir affaire au retrécissement, on ferait fausse route et on aurait des accidents. La sonde sera adossée contre la région sourcilière, et relevée jusqu'à la direction d'une ligne, qui « passant par le milieu du ligament palpébral interne et par l'intervalle compris entre la deuxième incisive supérieure et la canine correspondante, irait rejoindre l'arcade sourcilière vers la tête du sourcil. » (Wecker). Arlt veut qu'on se guide sur le sillon naso-labial ; ce point de repère, plus facile à trouver, est moins sûr. On n'a plus alors qu'à pousser doucement la sonde, sans secousse, comme on fait dans l'urèthre. Si on sent une résistance, il faut presser doucement, attendre un peu, et le plus souvent on franchira l'obstacle ; sinon, il faut remettre le cathétérisme à une autre fois, en conseillant au malade des applications froides ou de l'onguent napolitain, ou de la teinture d'iode sur le sac. La sonde est laissée en place pendant vingt ou trente minutes. L'introduction des sondes est facile en suivant ces indications ; j'ai vu plusieurs fois des malades intelligents et adroits se sonder eux-mêmes devant un miroir.

En même temps, il faut combattre l'inflammation et les lésions du sac par les injections, sans cela le traitement par les sondes échouerait souvent ; le cathétérisme aidé par les injections est *d'un effet souverain*. (Wecker).

M. Wecker emploie toujours les n. 3 et 4, de peur qu'une sonde plus volumineuse, entrant avec peine, n'amène quelque inflammation et un rétrécissement consécutif. Arlt n'emploie aussi que les n. 3 et 4, très-rarement le n. 5, et aux craintes mentionnées tout à l'heure, il ajoute les raisons suivantes : « Lorsque le cours des larmes est entravé par suite du gonflement de la muqueuse ou par des rétrécissements, « il s'agit bien moins d'agir en comprimant et en dilatant, que de rétablir une continuité dans la colonne du liquide placé entre le sac lacrymal et l'embouchure du canal nasal. De cette manière, je pense que même les fines sondes d'Anel, suivies d'injections, peuvent être actives. » (1). Cependant, le diamètre du canal nasal

(1) Lettre à Wecker, t. I, p. 893.

sain, même en son point le plus rétréci, est bien supérieur à la sonde n. 4, de Bowmann, et même à la sonde n. 6. Il doit donc rester un rétrécissement pathologique. Aussi, voit on souvent le larmoiement persister indéfiniment chez les malades soumis à ce mode de traitement, quoi qu'ils aient éprouvé une amélioration très-rapide au début, et que les phénomènes inflammatoires aient complétement disparu. D'ailleurs, il y a des récidives.

C'est pourquoi Weber a cherché à obtenir une plus grande dilatation ; il reproche aux sondes de Bowmann, leur forme, leur volume et leur rigidité. Les rétrécissements du canal nasal peuvent, comme ceux de l'urèthre, déformer le canal et le rendre tortueux ; on comprend très-bien alors qu'une sonde métallique vienne butter contre la muqueuse, sans pouvoir s'engager dans le rétrécissement, et produise des déchirements qui seront suivis plus tard d'un rétrécissement cicatriciel. Le Dr Talhandier a déjà fait la critique du procédé de Bowmann, en cherchant à prouver la supériorité de la méthode de Weber, qu'il a vu employer chez M. Sichel (1). Certes, la méthode de Bowmann est une heureuse innovation, elle a rendu et rend tous les jours des services, mais comme toutes les choses nouvelles, elle est susceptible de perfectionnement ; en même temps que nous constatons ses succès, voyons aussi les cas qu'elle ne peut pas guérir. Il serait aussi illogique de s'en tenir à elle seule que de s'en tenir au cathétérisme par la méthode d'Anel.

2° *Procédé de Weber.* — Weber a substitué aux son-

___

(1) Talhandier. Thèse 1869. Traitements par la dilatation forcée dans le affections des voies lacrymales.

des métalliques les bougies élastiques faites pour l'urèthre ; sa plus mince correspond au n° 5 de Bowmann. Il emploie aussi des bougies de cire, coniques, de 1 millim. 1/2 à leur petite extrémité. Ces bougies ont l'avantage de s'adapter au canal malgré sa déformation, et sont munies d'un mandrin qui sert à les introduire. Il commence la dilatation avec les bougies les plus faibles, et arrive assez vite aux bougies de 3 millimètres. Si la première n'entre pas, il se sert d'une sonde métallique biconique, pour forcer le rétrécissement ; cette sonde est graduée afin d'indiquer le siége du rétrécissement. Dès que celui-ci est forcé, il reprend ses bougies. Weber se propose, dans cette méthode un double but : 1° La dilatation du rétrécissement ; 2° la compression de la muqueuse entre la sonde et le canal nasal, pour la faire diminuer d'épaisseur. M. Wecker critique sévèrement cette méthode, à cause de l'irritation qu'elle produit dans le canal et de l'atrophie de la muqueuse ; mais qu'importe l'atrophie de la muqueuse, si le malade est guéri ? M. Sichel a employé cette méthode avec succès, comme le prouve la thèse de Talhandier, et si aujourd'hui il a renoncé à la dilatation forcée, c'est parce que la méthode de Stilling la remplace avantageusement.

M. Trélat emploie toute la série des sondes de Bowmann et termine le cathétérisme par l'usage des sondes n° 6. Il préfère les sondes cylindriques aux sondes coniques, et avec raison, parce que, si le rétrécissement siége à la partie inférieure du canal, c'est la partie effilée de la sonde qui sera en rapport avec lui ; par conséquent le cathétérisme sera inutile, il n'y aura pas de dilatation. D'un autre côté il peut arriver que

le canal soit libre ou à peu près, et cependant la sonde
aura quelque peine à entrer parce que sa partie large
sera serrée à l'embouchure des conduits lacrymaux.
On pourrait croire alors à un rétrécissement qui
n'existe pas. Pour permettre aux sondes de gros calibre de s'engager facilement dans le rétrécissement, il
faudrait les faire tailler en pointe mousse comme un
crayon.

Le Dr Williams de Cincinnati a employé le sondage
des voies lacrymales, à la manière de Bowmann d'a-
bord, et a constaté des rechutes quelques mois ou
quelques années après la cessation du cathétérisme ;
il les attribua au calibre insuffisant des sondes. C'est
pourquoi il fit fabriquer des sondes plus grosses que
celles de Bowmann, de manière à commencer la dilatation au point où le chirurgien anglais s'arrête.

Dès que le malade peut supporter le stylet, il le
laisse à demeure, mais il le retire chaque jour pour
faire des injections astringentes de 1 gramme de sulfate de cuivre pour 30 grammes d'eau.

« Il est remarquable, dit-il de voir avec quelle
rapidité la blennorrhée et la dilatation du sac se modifient sous l'influence de ce traitement.

Dans bon nombre de cas j'ai pu l'abandonner au
bout de six semaines » (1). J'ai trouvé dans les mêmes
annales de 1871 (2), qu'il avait encore modifié sa manière
de faire ; si la stricture est forte, il se sert d'une sonde
conique analogue à celle de Weber. Sur des centaines
de cas, pendant les sept dernières années, il n'y en a

(1) Annales d'oculistique, 1867. Observations pratiques d'ophthalmologie,
par le Dr Williams de Cirscinnati.
(2) 1871, t. II, p. 162.

eu que 6 qui n'aient pas été guéris, quoiqu'il y ait eu
amélioration. Deux fois le passage n'a pu être franchi.

Le Dr Séely, professeur d'ophthalmologie, dans la
même ville, prétend éviter la longueur du traitement par les sondes de Bowmann, en les laissant à
demeure (1). La sonde à demeure est d'un usage assez
répandu chez les chirurgiens américains.

Critchett s'est servi de sondes de laminaria·du volume de celles de Bowmann ; ces sondes ont la propriété de se gonfler assez rapidement, en dix minutes,
au contact de l'humidité du canal. Elles en repro-
duisent parfaitement la forme et indiquent d'une manière précise le siége du rétrécissement; mais elles
sont difficiles à retirer si on les laisse trop longtemps,
à cause du développement, que prend la partie inférieure au rétrécissement. On évite cet inconvénient
en déterminant d'abord le siége du rétrécissement
avec une première sonde laissée quelques minutes,
pris en la remplaçant par une autre vernie au copal
partout, excepté au point qui sera en contact avec le
rétrécissement. Dès 1867, Critchett employait déjà ses
sondes moins souvent (Wecker, lettre de Critchett,
page 895). Du reste ces bougies ne peuvent que servir
d'auxiliaires aux autres, mais « jamais pour procu-
rer une dilatation permanente que les sondes métalliques peuvent seules donner » (Warlomont).

INCISION INTERNE.

Il y a des cas où la sonde conique elle-même ne
peut pas franchir le rétrécissement, à moins d'une

(1) Annales d'ocu. 1871, t. LXVI, p. 135.

pression qui deviendrait dangereuse. L'incision interne triomphera de l'obstacle. Malgaigne écrivait dans sa thèse de concours (1835), à propos de la dilatation et de la cautérisation du canal nasal : « Je m'étonne que quelques innovateurs intrépides n'aient pas encore songé à le sacrifier. » L'idée de Malgaigne est aujourd'hui un fait accompli ; Stilling de Cassel, en faisant l'incision du rétrécissement, a créé une nouvelle méthode qui compte déjà de nombreux succès. M. Desprès a fait remarquer à la société de chirurgie, que Gerdy avait depuis longtemps fait cette opération ; mais quelle différence entre ce fait isolé, accidentel qui a passé complétement inaperçu, et l'application régulière et raisonnée de cette opération !..

Méthode de Stilling. — Au commencement de son mémoire, Stilling fait quelques observations relatives à l'anatomie des voies lacrymales. On connait le rétrécissement physiologique et le repli muqueux de l'entrée du canal nasal ; cette région, indépendamment de son étroitesse, acquiert une grande importanre au point de vue de la pathologie du rétrécissement par l'accumulation du tissu fibreux qu'on y rencontre. Dans la structure du canal membraneux, il reconnaît quatre couches :

1° Une couche épithéliale ;

2e Une couche muqueuse avec des glandes acineuses ;

3° Une couche caverneuse qui existe principalement à la partie inférieure du canal et déjà décrite par Henle.

Pour la voir, Stilling s'est servi de préparations

particulières, séchées ou congelées, des canaux lacry-maux; et il a trouvé que cette couche caverneuse con-tenait une assez grande quantité de fibres mus-culaires occupant les espaces intermédiaires aux vaisseaux. Ce tissu domine aux endroits où se ren-contre les replis vasculaires.

4° Une couche périostale.

Passant ensuite à l'anatomie pathologique des ré-trécissements, il reconnait qu'ils peuvent être pro-duits :

1° Par l'hypertrophie des replis muqueux ;

2° Par la disparition du tissu élastique de la membrane muqueuse et son remplacement par un tissu cicatriciel, sans ulcération préalable. Ces rétré-cissements peuvent se rencontrer dans toute l'étendue des voies lacrymales, mais principalement à l'entrée du canal nasal. Il les compare à ceux de l'urêthre, fait remarquer la rareté des rétrécissements traumatiques, et dit que, dans beaucoup de cas, leur origine doit être recherchée dans une infection qui date d'une épo-que plus ou moins reculée, et qui remonte quelque-fois jusqu'à l'accouchement.

Après avoir fait la critique des divers procédés de dilatation, il propose l'incision interne du rétrécisse-ment; peu lui importe si l'incision intéresse les parties saines.

Procédé opératoire. — Le couteau dont se sert Stilling est de forme triangulaire, à pointe arrondie, mais tranchante, la longueur est de 13 millimètres, la largeur de 3 millimètres à la base et trois quarts de millimètres à la pointe.

La longueur de ce couteau est telle, que lorsqu'on l'essaie sur le squelette, la pointe touche le plancher des fosses nasales quand le manche occupe l'entrée du canal nasal. Stilling se sert d'abord d'une sonde de Bowmann n° 1 pour reconnaître le siége du rétrécissement ; ensuite il incise le conduit lacrymal simplement en poussant le couteau dans son intérieur, le tranchant de la lame en.avant. Lorsque la pointe du couteau est dans le sac, on relève le manche jusqu'à la verticale (le tranchant toujours en avant), et on glisse l'instrument jusqu'au rétrécissement. Arrivé là on l'enfonce jusqu'au manche (on passe alors derrière le malade si l'on n'y était déjà au commencement de l'opération), puis on le retire un peu pour l'enfoncer dans une autre direction ; on fait ainsi quatre ou cinq incisions dans divers sens et assez profondes pour que la lame du couteau puisse tourner librement dans le canal. On le retire et on s'assure avec une sonde introduite jusque dans la narine qu'il n'y a pas de rétrécissement situé plus bas ; s'il y en avait encore on inciserait de la même manière. On peut se passer de l'exploration du début avec la sonde, le couteau pouvant servir à cet usage à cause de la résistance que lui offre le rétrécissement.

En résumé cette méthode est l'opplication du l'uréthrotomie au canal nasal, mais elle est bien plus inoffensive ; il est vrai que dans les rétrécissements de l'urèthre pour lesquels on fait l'incision, il y a souvent des lésions qui compromettent la vie du malade. La douleur est supportable (j'ai vu vu M. Sichel faire cette opération plusieurs fois), et ne dure qu'un instant ; ce n'est donc pas à elle qu'il faut, pour critiquer la méthode, rapporter les succès de l'opération qui, du reste, n'offre aucun danger. Pas d'hémorrhagie ; c'est un léger écoulement de sang qui est favorable plutôt que nuisible; en effet, n'a-t-on pas attribué à cet écoulement de sang et au dégorgement qui en est la suite, l'amélioration qu'a procurée quelquefois le cathétérisme par la méthode de Laforest qui déchire toujours la muqueuse? Pas d'inflammation; tandis qu'à la suite de l'uréthrotomie on peut voir survenir des accidents redoutables : l'utrèthrite des accidents fébriles graves, la néphrite, l'infiltration urineuse, etc.; ici nous n'avons rien à craindre, le passage des larmes sur la plaie est est tout à fait inoffensif. Stilling signale seulement dans quelques cas un peu de gonflement de la paupière inférieure et une légère infiltration sanguine.

Les résultats immédiats de cette opération sont, une amélioration considérable, le rétablissement du passage des larmes et la disparition des lésions secondaires, c'est-à-dire, de la tumeur lacrymale. Stilling ne fait rien de plus, il n'y a pas de traitement consécutif. Il a d'abord mis une sonde immédiatement après l'incision, comme on fait après l'uréthrotomie, et il la passait encore les jours suivants ; mais il crut remarquer que les sondes entravaient la cicatrisation du canal « en irritant la plaie et en provoquant la suppuration et la formation de tissu *cellulaire jaune*, qui bientôt est soumis à la rétraction cicatricielle et rétablit ainsi la stricture primitive. » Au contraire si on l'abandonne à elle-même, la plaie reste béante par la rétraction des fibres sous-muqueuses, se remplit insensiblement d'un tissu non rétractile et le canal devient plus large.

Warlomont, dans le Nouveau Dictionnaire encyclopédique conseillait pour les rétrécissements infranchissables, l'emploi de la lancette à canule de Bowmann : c'était la perforation du rétrécissement, procédé semblable à la ponction de la vessie par l'urèthie au moyen de la sonde à dard. Il connaissait l'incision interne de Stelling dont il donne un résumé dans le même ouvrage ; dix opérations de ce genre lui avaient déjà donné de bons résultats.

Cependant, dans ses conclusions sur le traitement de l'affection qui nous occupe, il fait des réserves en ce qui concerne l'incision interne « actuellement à l'étude ». Plus tard dans les Annales d'oculistique, de septembre 1868 (1), il rapporte 8 observations d'incision interne et dit en avoir une vingtaine d'autres semblables dans sa pratique. « Les malades viennent une ou deux fois maintenant, une première fois pour se faire opérer, une seconde pour annoncer qu'ils sont guéris, et tout est dit. » Est-ce une guérison radicale ? Jusqu'au moment où paraissent ces lignes il n'a pas eu de démenti, et quelques cas datent de six mois.

En même temps il emploie des moyens adjuvants contre la tumeur lacymale : injection ou introduction de liquides modificateurs dans le sac par les stylets cannelés de Libbrecht (collyre composé de chlorure de zinc 3 à 5 centig. pour 5 grammes d'eau.)

M. Sichel se sert du couteau Weber pour inciser le

(1) Warlomont. Traitement des coarctations des voies lacrymales par la stricturoromie interne. Annales d'oculist., t. LX, p. 117, 1868.

conduit lacrymal et pour débrider le ligament palpébra interne, comme nous l'avons dit plus haut : puis il incise le rétrécissement avec le couteau de Stilling. Mais il ne s'en tient pas là : il fait suivre immédiatement la stricturotomie de l'introduction et du séjour d'une sonde de Weber modifiée, conique, large de 2^{mm}, 5 à sa base, et tous les jours il continue l'usage de la sonde pendant une demi-heure, jusqu'à ce que son introduction soit complétement exempte de douleurs.

Alors il fait des injections avec la même sonde forée et percée de trous à son extrémité ; en la retirant il continue à pousser l'injection. Ces injections sont faites d'abord 3 fois par semaine, puis 2 fois, 1 fois, tous les 15 jours, enfin de loin en loin uniquement pour constater la guérison. Il termine en disant qu'il n'a eu qu'à se louer de ce procédé (1).

J'ai vu M. Sichel traiter ainsi plusieurs malades dont quelques-uns viennent encore à sa clinique ; on peut se rendre compte par les observations qui suivent de la rapidité avec laquelle les symptômes disparaissent et du peu de durée du traitement. Warlomont fait sur ce traitement de Stilling modifié les réflexions suivantes : M. Sichel introduit d'abord un instrument pointu (stylet ou autre) dans le canal nasal pour frayer le chemin au couteau ; mais pourquoi, quand la sonde de Weber ne passe pas, n'introduirait-on pas d'emblée le couteau de Stilling qui doit être tranchant du bout ? on éviterait ainsi une opération douloureuse aux malades, l'introduction d'un instrument pointu n'est point nécessaire. Cette

(1) Annales d'oculist., t. LXIV, p. 73, 1870.

remarque est juste, mais aujourd'hui M. Sichel franchit souvent l'obstacle du premier coup avec le couteau de Stilling.

Warlomont n'approuve pas non plus la sonde placée immédiatement après l'opération; il préfère attendre 8 jours pour donner au canal le temps de se cicatriser, comme on fait pour l'uréthrotomie interne. On sait en effet (1) qu'après l'uréthrotomie interne, il faut attendre 15 jours environ avant de passer des bougies dans le canal; la sonde qu'on place à demeure immédiatement après l'opération n'a pas d'autre but que d'empêcher le contact de l'urine sur la plaie; on la retire après 24 ou 36 heures.

Cette précaution est inutile dans l'incision du canal nasal et personne ne le fait. Mais 8 jours après est-il nécessaire de passer des sondes? Warlomont dit que souvent le malade est guéri, alors il ne fait plus rien; sinon, il introduit dans le canal nasal une canule conique, qui sert à la fois à la dilatation et à l'injection. La guérison a lieu 4 fois sur 5 : « Dans le 5ᵉ cas *le malade est après 24 heures aussi avancé qu'après 3 mois d'un traitement quelconque* qui aurait pour but la poursuite de la restauration du canal dans son calibre physiologique. »

Je ne crois pas que les rétrécissements consécutifs à cette méthode soient beaucoup à craindre, car pour qu'il s'en forme un nouveau, il faut non seulement production de tissu inodulaire, mais surtout une augmentation d'épaisseur de la muqueuse; adhérente à une paroi osseuse, elle ne peut pas diminuer le calibre

____

(1) Reverdin, Etude sur l'uréthrotomie interne, 1871.

du canal d'une autre manière, elle ne peut pas se resserrer de la circonférence au centre comme cela arrive dans l'uréthre. Stilling attribue à la sonde la formation d'un *tissu cellulaire jaune* qui est soumis à la rétraction cicatricielle, et qui reproduit l'ancien rétrécissement. Cependant tous les malades de M. Sichel ont été sondés après l'opération, ils ont gardé la sonde pendant 15 à 20 minutes chaque jour, et on peut voir par leurs observations que ce traitement a été suivi de succès. Il est vrai que parmi ces guérisons il y en a de fraîche date, quelques malades sont encore en traitement ; mais ils ont éprouvé une amélioration si rapide qu'on peut compter sur un succès complet dans peu de temps. Seront-ils à l'abri des récidives ? C'est une question à laquelle je ne puis pas répondre d'une façon certaine, pour cela il faudrait suivre les malades pendant longtemps, mais on est en droit d'espérer une guérison difinitive en passant encore la sonde de loin en loin pour s'assurer de la guérison. Et quand même il y aurait par-ci par-là quelques récidives, serait-ce une preuve que la méthode ne vaut rien ? est-ce que les autres en sont à l'abri ? est-ce que que les rétrécissements de l'uréthre ne reviennent pas très-souvent après la dilatation et après l'incision interne ?

M. Trélat a employé la méthode de l'incision interne avec le couteau de Weber, et dit en avoir eu de très-beaux résultats (société de chir. 5 juin 1872). Il s'est aussi servi du couteau de Stilling, mais il ne fait pas d'incisions multiples dans le canal ; une seule lui suffit, après il fait tous les jours le cathétérisme du canal nasal avec la sonde n° 6 de Bowmann.

Jaesche de Moscou (1) fait la stricturotomie, par un procédé particulier qui rappelle tout-à-fait l'uréthrotomie de Maisonneuve. Après l'incision du conduit lacrymal et du ligament palpébral interne, il glisse une sonde cannelée jusqu'au rétrécissement du canal nasal, puis il introduit un ténotome de 3'" de large sur 9'" de long, et l'enfonce aussi loin que cela est nécessaire pour couper le rétrécissement; en retirant le couteau, on peut après l'avoir un peu tourné, couper dans une autre direction. Il empêche ensuite la réunion de la plaie avec une corde à boyeau ou un fil de plomb, qu'on laisse tous les jours pendant quelques heures dans le canal nasal. On continue le traitement à la manière ordinaire par des bougies, sondes et injections.

Ce procédé est moins commode que celui de Stilling et n'est pas, que je sache, employé par d'autres chirurgiens.

Ainsi qu'on fasse ou non le cathétérisme après l'incision interne du rétrécissement, on guérit les malades de leur larmoiement et de leur tumeur lacrymale.

CONCLUSIONS.

Toutes les fois que l'obstacle au cours des larmes ne s'accompagne pas de lésions osseuses graves du conduit lacrymo nasal, il faut chercher la guérison dans le rétablissement des voies naturelles, par l'une des deux méthodes que je viens d'exposer :

(1) Annales d'oculistiques, 1867.

1º Cathétérisme. { Procédé de Bowmann, en employant la série complète de ses sondes. Procédé de Weber.

2º Incision interne, quand l'obstacle ne cède pas au cathétérisme.

Les moyens antiphlogistiques, et particulièrement les injections, donnent aussi de bons résultats, mais surtout quand on les emploie, avec le cathétérisme, à titre d'auxiliaires.

OBSERVATIONS (Incision interne).

1ʳᵉ *série.* — Les observations suivantes sont le résumé de celles que Warloment a rapportées dans les Annales d'oculistique, t. LX, 1860. Dans toutes il a fait l'opération de Stilling, simple, sans cathétérisme.

Obs. 1 — Marie-Thérèse Van Aerbeck, 50 ans.
Larmoiement à droite depuis plus de 6 ans. Tumeur lacrymale réductible par les points lacrymaux et par le canal nasal depuis plusieurs mois. Elle est enflammée et très-douloureuse depuis un mois, fistule lacrymale. 15 avril. Incision du conduit lacrymal supérieur, introduction de la sonde biconique de Weber qui ne pénètre qu'au prix d'un certain effort.
19 avril. Amélioration. La fistule est fermée ; mais la sonde rencontre une assez forte résistance à l'entrée du canal.
22 avril. Opération de Stilling : 4 incisions.
La malade ne revient que le 25 septembre, guérie et déclare qu'elle s'est considérée comme telle depuis l'opération. Il n'y a plus ni tumeur, ni larmoiement : la guérison paraît radicale.

Obs. 2. — Cornélie Van Cuyck, 26 ans.
Larmoiement à gauche depuis 6 ans ; tumeur lacrymale réductible par les points lacrymaux, blépharite et conjonctivite consécutives.

4 mai. Incision du conduit supérieur avec le couteau de Weber; la sonde biconique rencontre un rétrécissement à l'entrée du canal.

Opération de Stilling, 4 incisions.

8 mai. Amélioration. Une injection traverse la narine à plein jet.

2 juin. La malade se dit guérie.

28 juillet. Guérison complète.

Obs. 3. — Christine Vanderschue, 40 ans.

Souffre des yeux depuis un an. Tumeur lacrymale réductible par le point supérieur.

8 mai 1868. Opération comme ci-dessus. La sonde bicône rencontre un rétrécissement à l'entrée du canal, et des rugosités comme s'il était carié. Ecoulement abondant de sang par le nez.

15 mai. Grande amélioration.

18 juillet 1868. Guérison complète.

Obs. 4. — Mathilde Denul, 20 ans.

Larmoiement à gauche depuis plusieurs années. Cathétérisme de Bowmann pendant trois ans, deux fois par semaine. Il y a deux rétrécissements du canal nasal, un à l'entrée, l'autre à la partie inférieure. Le larmoiement persiste.

4 juin. Opération de Stilling. Hémorrhagie nasale.

10 juin. Amélioration, plus de larmoiement.

Guérison complète qui se soutient depuis cinq mois.

Obs. 5. — Baokloa (Henri), 29 ans.

Souffre des yeux depuis un an. Traité depuis le 17 janvier pour une conjonctivité chronique avec granulations.

OEil droit : blennorrhée du sac depuis deux ans ; opéré par l'oblitération des points lacrymaux ; il reste du larmoiement et de la blépharite.

OEil gauche : tumeur lacrymale réductible par les points seulement ; une injection ne peut pas passer par le nez.

2 juin. Opération de Stilling. Obstruction de toute l'étendue du canal, le couteau donne la sensation d'un canal dénudé ; sans doute des bourgons charnus ont remplacé la muqueuse.

9 juin. Amélioration remarquable.

20 juillet. Guérison. Perdu de vue.

Obs. 6. Melchior Sevanaes, 19 ans.

Larmoiement à droite depuis deux ans. Traité par la méthode de Bowmann depuis un an, amélioration. Récidive, conjonctivite, blépharite, ulcération de la cornée, tumeur lacrymale réductible par le nez, rétrécissement à l'embouchure du conduit lacrymal supérieur. La sonde donne la sensation d'un canal dénudé.

20 juin. Opération de Stilling.

Le 23. Le larmoiement a presque disparu. Plus de tumeur lacrymale.

25 septembre. Guérison complète.

Obs. 7. — Marie d'Hacnens, 36 ans.

Larmoiement depuis un an. Abcès du sac il y a six mois. Tumeur lacrymale réductible par les points.

1er août. Opération de Stilling.

4 août. Amélioration très-notable ; la tumeur a diminué des cinq sixièmes. Et l'œil est en bon état.

10 août. Elle se dit guérie et ne revient plus.

Obs. 8. — Isabelle Bérynce, 34 ans.

Elle a mal à l'œil depuis cinq ans. Tumeur lacrymale réductible par les points, rien ne passe par le nez.

4 août 1868. Opération de Stilling.

Le 8. Se dit guérie et ne revient plus.

Warlomont ajoute qu'il a encore une vingtaine de cas semblables dans sa pratique. Il est très-satisfait de cette méthode.

OBSERVATIONS.

2e *série*. — Toutes les observations qui suivent ont été prises à la clinique du Dr Sichel.

Obs. 1. — Pierre B..., 66 ans (1). Fistule lacrymale calleuse. Cet homme vient à la clinique du docteur Sichel le 7 février 1869.

(1) Thèse de Talhandier, 1869 ; traitement par la dilatation forcée.

Ectropion inférieur aux deux yeux, obstacle au cours des larmes dans le canal nasal depuis des années, une fistule s'est établie depuis deux mois.

Incision du point supérieur, la sonde de Weber fait reconnaître plusieurs rétrécissements (fibreux?). Vu la nature et le nombre des rétrécissements, on les incise avec le couteau de Stilling.

La fistule est guérie après douze jours de cathétérisme avec les sondes de Weber. Pendant un mois, on continue ce traitement. Les plus grosses sondes de Weber passent facilement. Guérison.

Obs. 2. — M. Davoust, 40 ans (1), depuis deux mois, épiphora abondant, narine sèche, pas de tumeur.

19 juin 1869. Incision du point lacrymal supérieur, cathétérisme avec la sonde conique de Weber. On sent une bride fibreuse qui gêne l'entrée de la sonde, on la divise avec le couteau de Stilling, et la sonde passe très-bien ; on pratique le cathétérisme tous les deux jours ; le 26, la sonde passe un peu difficilement ; le 28, elle passe très-bien. L'épiphora a diminué considérablement, une injection passe par le canal nasal et le malade mouche mieux.

1er juillet. Etat satisfaisant, et au mois d'août guérison.

Les observations suivantes m'ont été communiquées par mon ami Brière, chef de clinique du Dr Sichel ; je lui fais mes sincères remercîments.

Obs. 3. — Rosa X..., piqueuse de bottines, 18 ans, vient à la Clinique le 22 mai 1872. Diagnostic : *Dacryocystite phlegmoneuse suraiguë à gauche.*

Elle avait commencé à avoir du larmoiement de ce côté il-y a trois ans, mais c'est surtout depuis quatre mois que les larmes se mirent à couler continuellement sur la joue. Le 18 mai, sans qu'elle se fût exposée au froid, sans cause appréciable, elle fut prise de douleurs à l'angle interne de l'œil ; le larmoiement augmenta, le lendemain les paupières se tumé-

(1) Thèse de Talhandier.

fièrent, devinrent rouges et douloureuses à la pression, le mal augmenta peu à peu, des cataplasmes furent appliqués, et quatre jours après le début de cette phlegmasie, la malade vint à la Clinique : 22 mai 1872. Toute la joue gauche est enflée, ainsi que les paupières qui cachent l'œil complétement; ces parties sont chaudes, très-douloureuses au toucher et le siége d'une rougeur érysipélateuse : la fluctuation y est évidente. Une incision de 6 à 7 millimètres est faite sur la peau au niveau du sac et donne issue à une grande quantité de pus. Le lendemain la plaie est fermée, on la débride avec un stylet qui permet de constater le décollement de la peau. Les jours suivants deux contre-ouvertures sont nécessaires dans la région du sac.

Le 6 juin, dix jours après, l'abcès étant bien détergé et la peau recollée, on rétablit le conduit lacrymal oblitéré, par l'incision avec le couteau de Weber qui sert en même temps à débrider le ligament palpébral interne ; puis on emploie le couteau de Stilling pour les scarifications de la muqueuse ; celles-ci ont été complètes, c'est-à-dire qu'après l'opération le couteau tournait librement dans le canal. C'est ainsi que M. Sichel opère toujours, de nombreuses guérisons qui ne se sont pas démenties depuis cinq ans et justifient les avantages de ce procédé.

Enfin une sonde conique de 2^{mm},5 à sa base fut introduite dans le canal et laissée pendant vingt minutes.

18 juin. Le cathétérisme a été pratiqué plusieurs fois sans difficulté avec les mêmes sondes qui ont été gardées pendant 20 ou 30 minutes.

L'état actuel est on ne peut plus satisfaisant, l'œil pleure beaucoup moins, à peine quelques larmes tombent-elles sur la joue dans l'espace de vingt-quatre heures.

20 juin. La malade est bien, on continue à passer la sonde ; on peut dire que la guérison est en ce moment un fait accompli. Quelques cathétérismes pratiqués deux fois par semaine pendant un mois environ seront suffisants pour faire disparaître toute trace de larmoiement.

15 juillet. La guérison se complète de jour en jour. Il n'y a plus de larmoiement. Le cathétérisme est pratiqué trois fois par semaine. Des injections passent franchement par le canal nasal.

Obs. 4. — Madame Viez (Gabrielle), 43 ans, couturière, vient à la Clinique le 18 juillet 1871.

Diagnostic : *tumeur lacrymale droite, oblitération des deux points lacrymaux et obstruction du canal nasal.*

Un côté intéressant de cette observation, c'est la cause de l'oblitération des deux points lacrymaux. Il y a huit ans, cette femme, fatiguée par un larmoiement continuel qui inondait a joue droite, alla trouver Velpeau à la Charité (11 décembre 1865) et le pria de la débarrasser de cette infirmité. M. Velpeau eut recours à la méthode de la galvano-caustique que Tavignot venait de préconiser (1).

La malade explique que l'on a approché de l'angle interne de l'œil deux cordons verts et qu'on l'a cautérisée. Le larmoiement loin de diminuer ne fit qu'augmenter.

Vers le mois de juin 1871, cette femme fut atteinte d'un érysipèle de la face et d'une dacryocystite. Le 18 juillet de la même année, elle se présentait à la Clinique, ayant encore un reste d'inflammation du sac et une obstruction complète du canal nasal. Les larmes coulaient continuellement sur la joue et irritaient la peau. Séance tenante, M. Sichel créa une voie artificielle aux larmes en pénétrant dans le sac avec le couteau de Stilling, au devant de la caroncule.

Le rétrécissement fut débridé à plusieurs reprises, de façon que le couteau tournait librement dans le canal, enfin la sonde conique de deux millimètres fut introduite et laissée pendant vingt minutes dans le canal. Pendant cinq semaines, le cathétérisme fut pratiqué de la même façon tous les jours, puis deux ou trois fois par semaine pendant un mois, puis tous les quinze jours.

Depuis six mois, l'amélioration est considérable, le canal nasal est tout à fait libre, le larmoiement a diminué et ne gêne plus la malade ; s'il y en a encore un peu, il faut l'attribuer à l'insuffisance de la fistule qui remplace les conduits lacrymaux et que deux petits bourgeons charnus tendent par instant à recouvrir. Il a suffi de les exciser deux fois avec des ciseaux courbes pour empêcher le larmoiement.

(1) Tavignot. Gazette des hôpitaux, 1862, et méthode galvano-caustique oculaire et uréthrale, Paris, 1863.

Obs. 5. — Mme X..., 68 ans, vient à la Clinique le 19 juin 1872.

Diagnostic : *oblitération des deux conduits lacrymaux à gauche, double tumeur lacrymale réductible par l'œil à droite, par le nez à gauche.*

Eversion des points lacrymaux inférieurs.

Le larmoiement a débuté à la fin de 1870 (il y a presque deux ans) et n'a pas cessé, tantôt plus prononcé, tantôt moindre, incommodant très-fortement cette femme. Elle se décida enfin à l'opération qui lui avait été proposée plusieurs fois.

19 juin. Incision du conduit lacrymal supérieur gauche et débridement du ligament palpébral interne avec le couteau de Weber, incisions multiples dans le canal nasal avec le couteau de Stilling, cathétérisme avec la sonde conique de 2_{mm},5.

21 juin. Amélioration très-sensible, diminution du larmoiement.

24 juin. La malade ne se plaint plus du larmoiement qui est presque nul. Elle continue à venir tous les jours se faire passer la sonde qu'on introduit très-facilement dans le canal nasal. On peut compter sur une guérison complète dans quelques jours.

15 juillet. On n'a plus revu la malade.

Obs. VI. — M. F., 32 ans, fruitière.

Diagnostic : fistule lacrymale, ancien rétrécissement du canal nasal. Cette femme a déjà eu des accidents analogues du côté droit ; tumeur lacrymale et abcès du sac, quelques cathéterismes ont été pratiqués par le point supérieur avec des sondes très-fines, suivant la méthode d'Anel.

Il y a une amélioration, mais la guérison n'est pas complète il reste encore du larmoiement.

Au commencement du mois d'avril 1872 : Dacryocystite à gauche, tumeur lacrymale, et successivement 4 abcès du sac, qui furent ouverts par le bistouri ; on fit l'incision du conduit lacrymal et le cathétérisme avec les sondes de Bowmann pendant plusieurs jours.

Le 12 juin : cette femme vint à la clinique du docteur Sichel, avec une fistule lacrymale gauche; formant au niveau du sac un bourrelet charnu, fongueux, sans cesse humecté par les larmes.

L'opération fut pratiquée de suite comme dans les cas précédents (méthode de Stilling), et la sonde fut introduite très-facilement.

Le 14, mieux sensible, rien ne passe par la fistule.

Le 25 juin : la fistule est formée, le bourrelet fongueux qui existait autour est affaissé. Le canal est très-perméable, le cathétérisme est fait chaque jour sans difficulté et le larmoiement a presque complétement disparu.

15 juillet. — Plus de larmoiement, on continue la sonde et on fait des injections astringentes trois fois par semaine, avec la solutiou suivante :

Eau distillée 80 grammes. — Glycérine 20 grammes. — Sulfate de cuivre 1 gramme.

Obs. VII. — M. D. 49 ans, imprimeur sur étoffes, à Saint-Denis.

Diagnostic : volumineuse tumeur lacrymale à gauche.

Opération : incision du point lacrymal supérieur, débridement du ligament palpébral interne avec le couteau de Weber, incision multiple avec le couteau de Stilling, cathétérisme avec la sonde conique.

Résultat : guérison complète en 6 jours, qui ne s'est pas démentie depuis.

Obs. VIII. — Mademoiselle F., 14 ans et demi.

Diagnostic : *tumeur lacrymale fabéolaire gauche, fistule lacrymale depuis un an larmoiement depuis deux mois.*

Opération : incisions multiples du canal nasal qui était très-rétréci et sans doute rempli de fongosités parce que l'opération fut suivie d'un écoulement de sang abondant.

Résultat : oblitération de la fistule en quatre jours, guérison en six semaines, plus trace de larmoiement.

Obs. IX. — Mademoiselle L., couturière.

Diagnostic : *tumeur lacrymale gauche réductible par le nez.*

13 Mars 1871. Opération comme dans les cas précédents.

Résultat : guérison en quatre semaines.

Obs. X. — M. Robinot, 55 ans, journalier.

23 mars 1871. Diagnostic : *tumeur lacrymale à droite, obstruction du canal nasal.*

Incision interne, guérison en cinq semaines.

Obs. XI. — Madame Marié, 47 ans, ouvrière, vient à la Clinique le 27 mars 1871.

Diagnostic : *tumeur lacrymale* à droite réductible par le nez depuis trois ans; larmoiement depuis dix-huit ans.

Incision interne, cathétérisme pendant six semaines. Guérison.

Obs. XII. — M. Gatelot, peintre, vient à la Clinique le 1ᵉʳ avril 1871.

Diagnostic : *obstruction du canal nasal à gauche.*

Incision interne, cathétérinne pendant six semaines. Guérison.

Obs. XIII. — M. Belloy, 13 ans, de Clermont (Oise), vient à la Clinique le 21 août 1871.

Diagnostic : *obstruction du canal nasal d gauche. Tumeur lacrymale.*

Le traitement est le même que précédemment et la guérison est complète en cinq semaines.

Obs. XIV. — M. Ruissel, 41 ans, vient à la Clinique le 23 avril 1871.

Diagnostic : *Larmoiement depuis dix mois; obstruction du canal nasal.*

Même opération et guérison au bout de sept semaines. Par précaution cette malade est revenue tous les mois à la Clinique pendant l'année qui a suivi l'opération, pour se faire passer la sonde. La guérison s'est bien maintenue.

Obs. XV. — Madame Mafenot, 58 ans, lingère, de Saint-Bris (Bourgogne), vient consulter le 7 mars 1872.

Diagnostic : *obstruction du canal nasal gauche.*

Déjà opérée par la méthode de Bowmann, il y a quatre mois à Auxerre, sans résultat.

Incision interne et guérison après cinq semaines de cathétérisme.

Obs. XVI. — M. Cahen, 64 ans, tailleur, vient à la Clinique le 4 avril 1872.

Diagnostic : *obstruction du canal nasal droit.*

Opération : incision du conduit supérieur et débridement du ligament palpébral interne. Avant de procéder à l'incision interne du canal, on fait le cathétérisme avec la sonde conique, et comme on pénètre assez facilement, on s'en tient à cette opération. Au bout de quelques jours le cathétérisme devient très-douloureux, on se décide alors à employer la méthode de Stilling ; à dater de ce jour toute douleur disparaît pendant l'introduction de la sonde.

Résultat : Guérison au bout de quatre semaines.

Paris. A. Parent, imprimeur de la Faculté de Médecine, rue Mr-le-Prince. 31.

www.ingramcontent.com/pod-product-compliance
Ingram Content Group UK Ltd.
Pitfield, Milton Keynes, MK11 3LW, UK
UKHW020930120726
13693UKWH00003B/1228